„Viele Darmkrankheiten und die meisten chronischen Erkrankungen entstehen durch ein zu saures Milieu, in dem der Stuhl nicht oder zu schwer oder zu schnell und dünnflüssig abfließt. Durch Gase wird der Kot in die Taschen und Falten des Dickdarms gedrückt und verwächst schließlich mit der Darmschleimhaut. Mit der Colon-Hydro-Therapie ist man erstmals in der Lage, alle Schlacken aus dem Darm zu lösen und abfließen zu lassen. Sind alle Kotrückstände entfernt, verschiebt sich der Säure-Basen-Haushalt des Darms ins Basische. Dadurch gehen auch alle Pilzkulturen im Darm zugrunde und werden mit den Entzündungsbakterien ausgeschieden."

→ *Manfred A. Ullrich, Heilpraktiker und Autor*

„Eine sanfte Reinigungskur mit Kräutern kann festsitzende Kotreste lösen, die Abwehrkraft stärken und möglichen Langzeiterkrankungen vorbeugen. (...) Verschiedene Sanierungsmethoden wurden in der Praxis erprobt. Am bekanntesten ist wohl die Symbioselenkung. (...) Eine gewisse Popularität hat neuerdings die Colon-Hydro-Therapie (CHT) gewonnen. Inzwischen werden vermehrt kritische Stimmen laut, die die Beschränkung der CHT auf den unteren Dickdarmbereich bemängeln und davon ausgehen, dass mit schädlichen Ablagerungen und Giften auch ein Teil der physiologisch wichtigen Darmflora ausgespült wird. Auch sei der Vorgang rein mechanisch und von daher nicht sehr tiefgreifend. Gegen die Verwendung von chloriertem Leitungswasser gibt es ebenfalls Bedenken."

→ *Schrot & Korn, 11/97*

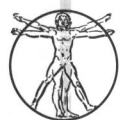

Betrachte jeden Tag als neues Leben.
Beginne heute zu leben.

(Seneca, römischer Philosoph und Dramatiker)

Anton Jesacher

Darmreinigung
Darmsanierung

LebensBaum Verlag

© Copyright   LebensBaum Verlag GmbH
                     Postfach 101849
                     D-33518 Bielefeld
                     Tel. 0521/172875, Fax 0521/68771

                     1. Auflage, 1999

Die Deutsche Bibliothek CIP-Einheitsaufnahme
                     Jesacher, Anton:
                     Darmreinigung - Darmsanierung / Anton Jesacher
                     - 1. Auflage - Bielefeld: LebensBaum-Verl.-GmbH, 1999
                         (Reihe: Erlebnis-Ratgeber Gesund leben)
                         ISBN 3-928430-20-3

Lektorat: Dr. Hermann Ehmann

Gestaltungskonzeption/Titel: Wilfried Klei/Angelika Trümper
Layout/Satz: Anton Jesacher/Wilfried Klei
Titelfoto: Comstock / Frucht-Foto: MEV

Herstellung: Westermann Druck Zwickau GmbH

ISBN 3-928430-20-3

Zum Autor

Anton Jesacher, *geboren 1962, ist Fachjournalist und Fachautor und war mehrere Jahre bei einem Fernsehsender in Passau in leitendender Funktion tätig. Er arbeitet als freier Journalist für Tageszeitungen, Zeitschriften und Verlage. Seinen beruflichen Schwerpunkt bilden Gesundheitsthemen, vor allem Naturheilkunde und alternative Behandlungsverfahren. Er lebt und arbeitet in Passau bzw. in München.*

Hinweis für den Leser

Eine Internet-Recherche zum Thema Darmreinigung und -sanierung förderte zahlreiche Einträge und wissenschaftlich fundierte Untersuchungen zu Tage. Für dieses Buch haben wir nur seriöse Quellen verwendet und Meinungen von qualifizierten Fachleuten eingeholt.
Besonderer Dank gilt der Diplom-Ökotrophologin und Ernährungsberaterin Fr. Birgit Achatz von der AOK und Fr. Dr. Beatrice Binder-Irlacher, Fachärztin für Naturheilverfahren in Bad Füssing, für die kompetente Unterstützung bei den Recherchen.

Wichtig: Darmreinigung- und sanierungstherapien sollten unbedingt zusammen mit einem Fachtherapeuten geplant und unter Aufsicht durchgeführt werden. Von einer Eigenbehandlung ist in jedem Fall abzuraten.

INHALT

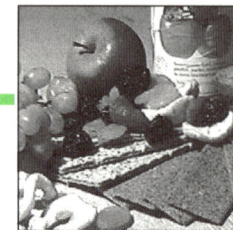

Abb. 1:
Abwechs-
lungsreiche
Ernährung

Methoden der Darmreinigung und -sanierung _____ 28

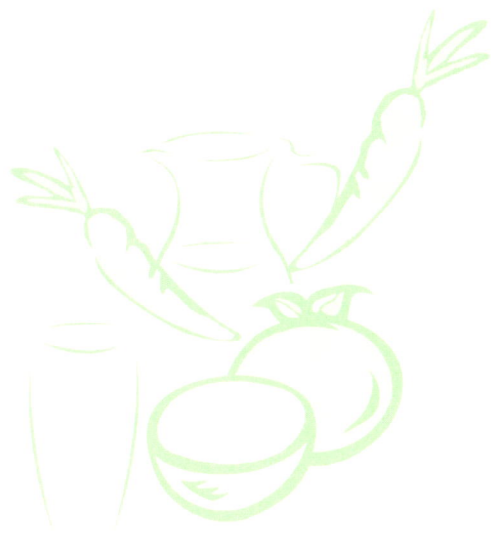

Register

Vorwort

Unser Darm – Basis der Gesundheit

Nach einer Studie im Auftrag von Ex-Bundesgesundheitsminister Dr. Horst Seehofer entstehen der Volkswirtschaft durch die Folgen einer falschen Ernährung jährlich Kosten in Höhe von 47 Milliarden Mark – andere Untersuchungen setzen diese Kosten noch weitaus höher an. Falsche oder einseitige Ernährung, zu wenig Bewegung, Dauerstress, psychische Belastungen oder Medikamentenmissbrauch sind verantwortlich für Magen- und Darmbeschwerden jeglicher Art.

Nach Informationen der Deutschen Gesellschaft für Ernährung e. V. (DGE) sind Frauen von Verstopfung (Obstipation) häufiger betroffen als Männer, vor allem die über 40-jährigen. Geht es den meisten von uns zu gut oder haben wir verlernt, auf die „Hilfeschreie" unseres Körpers zu reagieren?

Hauptanliegen dieses Buches ist es, bewährte Möglichkeiten der Darmreinigung und -sanierung vorzustellen und objektiv zu erläutern.

In diesem Buch erfahren Sie unter anderem:

- *Was Darmreinigung und -sanierung ist und weshalb bestimmte Methoden Darmerkrankungen vorbeugen, sie lindern und beseitigen können.*

- *Wissenswertes über die verschiedenen Verfahren der Darmreinigung und -sanierung.*

- *Wie wichtig Ballaststoffe in der Nahrung sind.*

- *Welche Kräuter und Tees helfen.*

- *Welche Diäten es gibt und was von ihnen zu halten ist.*

Test: Was wissen Sie über Darmreinigung und Darmsanierung?

1. Leiden Sie des Öfteren an Blähungen, Völlegefühl, Durchfall oder Verstopfung?
   a) Relativ häufig.
   b) Gelegentlich.
   c) Fast nie.

2. Wie würden Sie Ihre Ernährungsgewohnheiten charakterisieren?
   a) Ich achte nicht so darauf.
   b) Normal.
   c) Sehr bewusst.

3. Was schätzen Sie: Wie viele verschiedene Arten von Bakterien und Keime sind in einem gesunden Darm durchschnittlich vorzufinden?
   a) Keine Ahnung.
   b) Millionen.
   c) Etwa 400.

4. Fühlen Sie sich häufig müde und kraftlos?
   a) Ja, immer.
   b) Gelegentlich.
   c) Fast nie.

5. Wussten Sie, dass etwa 70 bis 80 Prozent des menschlichen Immunsystems im Darm lokalisiert sind?
   a) Interessiert mich nicht.
   b) Nein.
   c) Ja.

6. Haben Sie schon einmal eine Darmsanierung durchführen lassen?
   a) Ich brauche so etwas nicht.
   b) Nein, weil ich mich schäme.
   c) Ja.

7. Interessieren Sie sich für Darmsanierungsmethoden
auf natürlicher Basis wie z.B. die Symbioselenkung?
a) Ich habe noch nie davon gehört.
b) Ich kann mir nicht vorstellen, dass natürliche Mittel
richtige Medikamente ersetzen können.
c) Ja, sehr. Auf jeden Fall sind solche Therapien
gesünder und schonender.

8. Wie lange, glauben Sie, beschäftigt sich die
Menschheit schon mit der Darmreinigung?
a) 50 Jahre.
b) 150 Jahre.
c) Schon viel länger.

9. Verwenden Sie natürliche Heilmittel bei Darmproblemen oder greifen Sie auf die Hausapotheke
zurück?
a) Medikamente, was sonst.
b) Hausmittel und Medikamente.
c) Ich gehe zum Heilpraktiker oder Arzt und lasse
mich beraten.

10. Aus wie vielen Nahrungsmittelgruppen besteht
der Ernährungskreis?
a) Ich weiß es nicht.
b) Aus drei Gruppen.
c) Aus sieben Gruppen.

11. Kennen Sie die Bedeutung der Ballaststoffe
in unserer Nahrung?
a) Unwichtig.
b) Ich glaube, die sind ja sowieso überall drin.
c) Ballaststoffe sind für die Verdauung sehr wichtig.

Auswertung:

*Geben Sie sich für jedes a) einen Punkt, für jedes b)
zwei Punkte und für jedes c) drei Punkte. Zählen Sie
ihre Punkte zusammen und lesen Sie in der jeweiligen
Kategorie nach.*

Bis 17 Punkte: Sie sollten auf jeden Fall Ihre Ess- und
Lebensgewohnheiten gründlich überdenken, da Sie
bereits Darmbeschwerden haben. Es wäre empfehlens-
wert, mit Ihrem Arzt oder Heilpraktiker eine Darmsa-
nierungstherapie wie z. B. die Symbioselenkung auszu-
arbeiten. Zusätzlich können Sie die Therapie mit Teefaserkräutern, Blütenpollen, Gelee Royal oder mit
pflanzlichen Enzymen wirkungsvoll ergänzen.

18 bis 27 Punkte: Sie setzen sich mit Ihrem Körper
auseinander und suchen nach Wegen, Ihre Lebensweise gesünder und ausgewogener zu gestalten. Sie sollten in Ihren Speiseplan pflanzliche Stoffe wie Teefaser-
kräuter, Blütenpollen, Gelee Royal, pflanzliche Enzyme,
Lactose, Honig, Papaya, Lecithin, Glucomanan, Aloe-
Vera und Mate aufnehmen, um sich einfach rundherum
besser und gesünder zu fühlen.

28 bis 33 Punkte: Allem Anschein nach sind Sie
bereits ein Profi, wenn es um gesunde Ernährung und
die schonende Behandlung Ihres Darms geht. Mögli-
cherweise ergänzen Sie Ihren Speiseplan bereits mit
Lactobazillen für eine gesunde Darmflora, pflanzlichen
Enzymen und Teefaserkräutern. Falls nicht, sollten Sie
wirklich überlegen, Ihre Ernährung noch etwas be-
wusster mit diesen wertvollen Produkten zu bereichern. Denn Sie könnten damit auch in Zukunft noch
etwas mehr zum Schutz Ihrer Gesundheit tun.

Die richtige Antwort zu den Fragen 3, 8 und 10 ist jeweils c

Notizen

Störungen des Darms

→ Blähungen

Blähungen entstehen bei der Aufnahme von gärungsfördernden Speisen wie Hülsenfrüchten, Kohl oder Zwiebeln. An sich sind sie harmlos, oft aber auch das Ergebnis einer schlecht funktionierenden Verdauung. Bei geschädigter Darmflora kann die Nahrung nicht mehr richtig vom Organismus verarbeitet werden. Es kommt zu Gärung, Fäulnis und Gasbildung, begleitet von häufigen Bauchkrämpfen.

Hier helfen:

Apfelessig mit Knoblauch (bei der Speisezubereitung), Teemischungen aus Fenchel, Kümmel und Anis. Umstellung auf faserreiche Kost, spezielle Diäten, Symbioselenkung, gegebenenfalls eine Anti-Pilz-Therapie und bei Enzymmangel Enzyme aus Früchten und Gemüse.

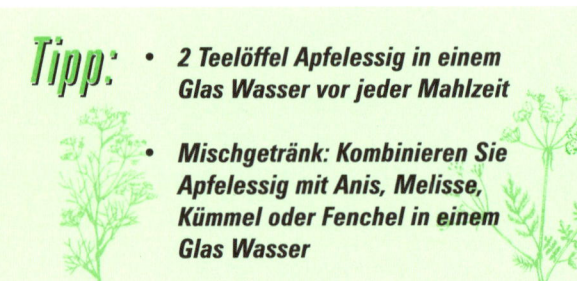

Tipp:
- **2 Teelöffel Apfelessig in einem Glas Wasser vor jeder Mahlzeit**
- **Mischgetränk: Kombinieren Sie Apfelessig mit Anis, Melisse, Kümmel oder Fenchel in einem Glas Wasser**

→ Darmkrebs

Anzeichen für Darmkrebs sind blutiger Stuhl, schmerzhafter Stuhlgang, abnormale Stuhlentleerung und Stuhlabgang mit Blähungen. Hier können Vorsorgeuntersuchungen frühzeitig Rückschlüsse ziehen und Schlimmeres verhindern. Die wichtigsten diagnostischen Maßnahmen sind die Austastung des Mastdarms mit dem Finger und die Darmspiegelung. Dünndarmtumore sind wesentlich seltener als Geschwülste des Dickdarms.

▶ Behandlung:

Chirurgischer Eingriff, eventuell mit anschließender Chemotherapie, zum Wiederaufbau der Darmflora Symbioselenkung.

▶ Vorbeugen:

Bei wissenschaftlichen Untersuchungen britischer Ärzte in Cambridge stellte sich heraus, dass stärkehaltige Nahrungsmittel wie Brot, Reis, Mais, Weizen, Nudeln, Kartoffeln, Hülsenfrüchte, Oliven, Bananen und Gemüse die Gefahr von Darmkrebs bis auf ein Viertel reduzieren können.

→ Divertikel und Divertikulitis

Divertikel sind Darmausstülpungen, in denen sich Darminhalt ansammeln kann. Hierdurch besteht die Gefahr von Entzündungen der Ausstülpungen durch gefährliche Bakterien (Divertikulitis). Die Entzündung führt zu Schmerzen im Unterbauch, Verstopfung und Fieber. Sie können vorbeugen, indem Sie ballaststoffreiche Nahrung mit viel Flüssigkeit zu sich nehmen und für körperliche Bewegung sorgen.

→ Durchfall (Diarrhoe)

Durchfall ist eine häufige Entleerung dünnflüssiger, oft übelriechender Stühle, verbunden mit mehr oder weniger heftigen Schmerzen. Diese entstehen durch übermäßige Reizung der Darmwand.

▶ *Die Ursachen können vielfältig sein:*

- Funktionell (Aufregung, Nervosität, Angst und Schrecken)
- Übermäßige Nahrungsaufnahme und schlechtes Kauen
- Alkoholmissbrauch
- Vergiftung durch verdorbene Nahrungsmittel
- Missbrauch von Abführmitteln
- Schädigung der Darmflora durch Einnahme von bestimmten Medikamenten (z. B. Antibiotika)
- Infektionen (Salmonellen, Ruhr etc.).

Bei länger andauerndem Durchfall sollte der Arzt aufgesucht werden, da durch den Flüssigkeitsverlust die Gefahr besteht, innerlich auszutrocknen. Vielfach hat es sich als wenig sinnvoll gezeigt, Durchfall mit stopfenden Mitteln einzudämmen. Denn schädliche Substanzen können dadurch länger in Magen und Darm verweilen und dort zu Schäden und Schmerzen führen.

▶ **Mögliche Therapien:**

Bei leichterem Durchfall sollten Sie Kräutertee trinken und ab dem dritten Tag leicht Verdauliches wie Zwieback oder Haferschleim essen. Dem Tee können Sie auch einige Tropfen Pfefferminz- oder Lavendelöl beigeben.

Tipp:

Trinken Sie am besten vor jeder Mahlzeit ein Glas stilles Mineralwasser mit zwei Teelöffeln Apfelessig bis zum Abklingen des Durchfalls.

▶ **Weitere Hausmittel:**

Apfelessig hemmt den Durchfall, da er die Darmfunktion reguliert und Giftstoffe bekämpft. Außerdem unterstützt Apfelessig den schonenden Wiederaufbau der Darmflora. Weiterhin gilt: viel Rohkost wie Möhren, Rettich, Artischocken und Rote Bete essen, da darin antibakterielle Wirkstoffe enthalten sind. Ganzkörperwaschungen mit Knoblauch-Essig, die den Darm etwas entlasten und sich günstig auf die Darmflora auswirken.

→ Verstopfung (Obstipation)

Unter Verstopfung versteht man eine verzögerte Darmentleerung. Meist ist der Stuhl hart und trocken und kann nur in geringen Mengen ausgeschieden werden. Der Abstand zwischen den Entleerungen kann zwei bis drei oder noch mehr Tage betragen. Neben Dauerstress und organischen Ursachen wie Darmkrebs, Reizdarm und Divertikulitis ist Verstopfung in den meisten Fällen auf eine Fehlernährung und ein Ernährungsfehlverhalten zurückzuführen.

Zu eiweißreiche und zu ballaststoffarme Ernährung, eine schwache Bauchmuskulatur, eine vorwiegend sitzende Lebensweise sowie Flüssigkeitsmangel begünstigen die Darm-

trägheit. Aber auch eine Schwangerschaft, Medikamentenein-
nahme oder Kaliummangel können die Beschwerden verstär-
ken.

▶ Abhilfe:

Wer zu Verstopfung neigt, sollte generell auf Abführmittel –
auch rein pflanzliche – verzichten, da sie bei längerer Einnahme den Darm noch träger machen. Sie schädigen auf län-
gere Sicht die Darmschleimhaut und beeinträchtigen die
Darmbewegung.

Meist kann eine Verstopfung mit einfachen Hausmitteln oder
bewährten Naturheilmethoden beseitigt werden. Bei chroni-
scher Verstopfung sollte immer ein Fachtherapeut konsul-
tiert werden, da schwere Krankheiten dahinter stecken könnten.

▶ Bei Verstopfung helfen:

Kohlensäurezäpfchen (aus der Apotheke), Heilerde (aus der
Apotheke oder dem Reformhaus), Einläufe, Heilfasten, Apfelessig, Backpflaumen, Sauerkraut und ballaststoffreiche Kost.
Unterbauchmassagen, durchgeführt vom Fachtherapeuten,
regen die Peristaltik (Darmbewegung) an. Bewährt hat sich
auch die Colon-Hydro-Therapie, mit der der Darm mit Wasser ausgespült und gründlich gereinigt wird.

Was bewirkt die Darmreinigung?

Für Gesundheit und Wohlbefinden ist ein gesunder und gut funktionierender Darm eine wichtige Voraussetzung. Oft ist dieses Organ aber überfordert. Denn unsere modernen Lebensgewohnheiten bringen es oft mit sich, dass der Darm seine Aufgaben nicht mehr ordungsgemäß erfüllen kann. Ungesunde Ernährung und zu wenig Bewegung machen den Darm träge. Die Folge: Der Darminhalt wird nur langsam weiterbewegt. Nahrungsrückstände, Mikroorganismen wie Bakterien, Pilze oder Viren können dadurch lange auf die Darmschleimhaut einwirken und Schaden anrichten. Schädliche und krankmachende Substanzen gelangen in den Blutkreislauf. Bei der Darmreinigung wird der Darminhalt aus dem Darm herausbefördert. Hartnäckige Speise- und Kotreste, die sich zwischen den Ausstülpungen der Darmwand eingenistet haben, werden gelöst. Durch eine Darmreinigung werden auch Mikroorganismen wie z. B. Bakterien, die sich von Natur aus in einem gesunden Darm befinden, positiv beeinflusst – dies ist wichtig, damit er seine Aufgaben wieder erfüllen kann.

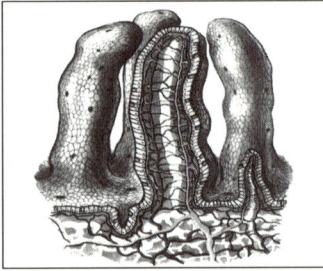

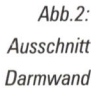

Abb.2:
Ausschnitt
Darmwand

Gleichzeitig wirkt die Darmreinigung wie eine Tiefenreinigung auf den gesamten Organismus. Normale Darmfunktionen stellen sich wieder ein. Die Fähigkeit, den Körper vor schädlichen Stoffen zu schützen und diese auszuscheiden, wird unterstützt. In vielen Fällen verbessern sich Allergien und Krankheiten oder verschwinden sogar ganz.

Man fühlt sich einfach wieder besser und ist leistungsfähiger. Das Immunsystem kann ungestört arbeiten, was besonders in der kalten Jahreszeit sehr wichtig ist. Und dazu kommt noch ein wünschenswerter Nebeneffekt: Ein paar Pfunde weniger – wenn auch bei vielen nur für kurze Zeit.

Darmsanierung

Auch durch Antibiotika, Schadstoffe und Zivilisationskost kann die Darmflora geschädigt werden. Lebenswichtige Mikroorganismen gehen zu Grunde oder nehmen unkontrolliert zu. Diese Mikroorganismen leben mit unserem Körper zu gegenseitigem Nutzen, in „Symbiose", zusammen. Ist das Gleichgewicht aber gestört, so spricht man von Dysbiose. Der Therapeut hat die Aufgabe, die Ursachen zu finden und die geschwächte Darmflora wiederherzustellen.

Beispiel einer von Fachtherapeuten durchgeführten Sanierung bei Pilzerkrankung des Darms:

▶ **Schritt 1:**

Gezielte Beseitigung pathogener (krankheitserregender) Keime im Darm, etwa mit einer Anti-Pilzbehandlung bei Hefe- und Schimmelpilzen mit Nystatin, einem so genannten Polyen-Antibiotikum, oder bei besonders schwerem Pilzbefall mit Amphotericin B.

▶ **Schritt 2:**

Gabe von Milchzucker, Vitaminen (C, E, B_1, B_2, B_6, B_{12}, Provitamin A und andere) oder Nahrungsergänzungen, die diese Stoffe enthalten, um die Verdauungs- und Stoffwechselorgane zu stimulieren.

▶ **Schritt 3:**

Durchführen einer Symbioselenkung durch Gabe von nützlichen Darmkeimen wie Lakto- und Bifidobakterien in vermehrungsfähiger Form.

▶ **Schritt 4:**

Paralell zu Schritt 1 bis 3 sollte eine sogenannte Anti-Pilz-Diät durchgeführt werden. Die Ernährung wird auf eine ballaststoffreiche Kost, die zuckerfrei sein sowie tierisches Fett und Eiweiß nur beschränkt enthalten sollte, umgestellt. Dauer der Diät: mindestens vier Wochen.

Aus der Praxis

→ Mechanisches Entleeren

Seit etwa 20 Jahren war Frau A. nicht mehr in der Lage, ihren Darm auf natürliche Weise zu entleeren. Der Grund dafür war, dass sie infolge einer Gehirnblutung nicht pressen konnte, weil sie jedes Mal davon starke Kopfschmerzen bekam. So wurde ihr auch das Pressen von ärztlicher Seite verboten. Sie hat dann beinahe täglich den Enddarm mechanisch entleeren müssen. Bei ihr wurde von einem Facharzt insgesamt zweimal im Abstand von eineinhalb Jahren die Darmsanierung durchgeführt. Die Bilanz der Therapie war sehr positiv. Nach dieser Behandlung konnte sie wieder ohne Probleme entleeren.

→ Medikamente und Operationen

Frau B. musste wegen ihres starken Rheumas Cortison und andere Medikamente einnehmen. Außerdem wurde sie mehrmals operiert. Wie allgemein bekannt ist, lähmen Narkosegase den Darm. Operationen und Medikamente verursachten bei ihr gravierende Probleme mit der Darmentleerung. Bereits nach einer einmaligen Darmsanierung hatte sich ihr Zustand wesentlich gebessert. Die Patientin berichtete, dass ein kleines Wunder geschehen sei, denn unter anderem seien auch ihre Gelenke besser geworden und sie bräuchte dadurch nur mehr geringere Dosen an Schmerzmitteln und Cortison einzunehmen.

Die Erklärung für die allgemeine gesundheitliche Besserung der Frau ist darin zu sehen, dass der Dickdarm auch ein Immunorgan ist. Um den ganzen Dickdarm sind sehr viele Lymphknoten und Lymphbahnen verwoben. Die „Schaltzentrale" ist der Blinddarm. Bei der Darmsanierung wird positiv ins Immunsystem eingegriffen. Natürlich kann man mit einer Darmsanierung Rheuma nicht wegzaubern. Aber dieser Fall zeigt, dass auch Rheumatiker von diesem Verfahren profitieren können.

→ Chronischer Reizdarm

Nicht nur Frauen haben mit Darmproblemen zu kämpfen, wie der nächste Fall schildert. Der schon etwas ältere Herr C. traute sich nicht mehr das Haus zu verlassen, weil er von einem chronischen Reizdarm geplagt wurde. Alle paar Minuten verspürte er den heftigen Drang, seinen Darm entleeren zu müssen. Selbst kleine Mengen an Schleim, die er ausgeschieden hatte, versetzten ihn regelrecht in Panik. Er fühlte sich zunehmend sozial isoliert. Bei ihm wurde die Darmsanierung achtmal durchgeführt. Er berichtete, dass sein Problem zwar nicht ganz beseitigt, aber doch deutlich besser geworden sei. Sein Darm würde sich jetzt nicht mehr so häufig melden und er habe weniger Angst, sich in die Öffentlichkeit zu begeben.

Aus der Praxis

Interview

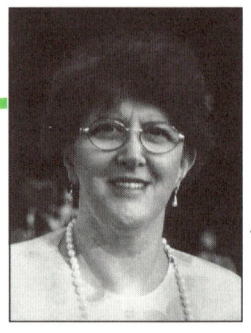

Abb.3

→ *mit Dr. Beatrice Binder-Irlacher,*
Fachärztin für Naturheilverfahren,
Bad Füssing

99

LebensBaum: Seit wann setzen Sie natürliche Darmreinigung und Darmsanierung ein?

Dr. Binder-Irlacher: Die natürliche Darmreinigung, die sogenannte Colon-Therapie, setze ich in meiner Praxis seit etwa fünf Jahren ein.

LB: ... und welche Erfahrungen haben Sie damit gemacht?

Dr. Binder-Irlacher: Überwiegend gute Erfahrungen. Patienten, die vorher deutliche Beschwerden wegen Obstipation oder chronischem Durchfall hatten, haben von dieser Therapie profitiert. Es ist nämlich nicht so, wie allgemein angenommen wird, dass die Colon-Therapie nur für Patienten mit Obstipation günstig ist, sondern auch für eine ganze Reihe von Patienten, die sogar einen regelmäßigen Stuhlgang haben. Der Sinn liegt dann in der Reinigung der Darmschleimhaut und in einer allgemeinen Entschlackung.

LB: Kann dies bei jedem Patienten bedenkenlos angewandt werden?

Dr. Binder-Irlacher: Nein, natürlich nicht. Wie viele andere Therapien muss diese in der Hand eines erfahrenen Therapeuten, am besten eines Arztes, bleiben, weil es gewisse Contraindikationen geben kann, wie z. B. ein Dickdarmkarzinom, das dazu führt, dass Blutungen aufteten, oder Colitis ulcerosa und Morbus Crohn. Patienten mit Polypen oder mit Darmdivertikeln (Ausstülpungen des Darms, in denen sich Darminhalte festsetzen und entzünden können) sprechen hingegen sehr gut auf diese Therapie an.

LB: Welche Kuren oder Methoden empfehlen Sie?

Dr. Binder-Irlacher: Wichtig ist erst einmal die Untersuchung des Darminhaltes auf Pilze, Keime und den Säuregrad. Ebenfalls gehört dazu eine ausführliche Befragung des Patienten über seine Lebens- und Ernährungsgewohnheiten. Dann kann man weiter in die Tiefe gehen, indem man eine Darmuntersuchung, eine sogenannte Darmspiegelung, veranlasst.
Wenn diese grundsätzlichen Dinge abgeklärt sind, empfehle ich die Durchführung einer Darmsanierung. Es gibt natürlich noch andere Möglichkeiten der allgemeinen Entgiftung und Entschlackung wie z. B. Heilfasten in Kombination mit der Darmsanierung.

LB: Ist die Anwendung von biologischen Mitteln wie z. B. pflanzlicher Enzyme oder Teefaserkräutern zu bejahen?

Dr. Binder-Irlacher: Das ist eher zu empfehlen als chemische Keulen. Man sollte sich daran orientieren, wie schon unsere Großeltern ihre Beschwerden auf natürliche Weise mit getrockneten Früchten wie Feigen und Pflaumen gelindert haben.
Außerdem sollte man zur Förderung der Darmbewegung möglichst faserreiche Kost zu sich nehmen. Denn je größer das Darmvolumen ist, um so fleißiger verrichtet der Darm seine Arbeit.

LB: ... Bestimmten Teesorten schreibt man ja heilende Wirkung zu.

Dr. Binder-Irlacher: Eine gewisse Pflege des Verdauungstraktes beginnt schon mit dem Trinken von Kamillentee, der eine antibiotische Wirkung hat. Sehr hilfreich sind auch Tees aus Kümmel oder Salbei, die die Reinigung fördern.

LB: Verbinden Sie bei Ihren Behandlungen Homöopathie mit Schulmedizin?

Dr. Binder-Irlacher: Auf jeden Fall. Ich bin Fachärztin für Naturheilverfahren und versuche immer homöopathische und pflanzliche Medikamente einzusetzen. Selbstverständlich gibt es Erkrankungen, wo man auf stärkere Medikamente und auf die sogenannte chemische Keule zurückgreifen muss.
Aber in der Regel verwende ich pflanzliche und homöopathische Präparate.

LB: Vielen Dank für dieses Gespräch.

Methoden der Darmreinigung und -sanierung

→ ## Subaquales Darmbad

Diese Behandlungsmethode wird nur noch relativ selten angewendet. Der Patient liegt in einer speziellen Behandlungswanne und kann sich durch eine entsprechende Vorrichtung selbst Wasser in den Dickdarm einlassen. Durch Öffnen eines Ventils wird der gelöste Darminhalt in ein Schlauchsystem abgegeben. Der Auftrieb im Wasser begünstigt das Lösen des Darminhalts. Ein großer Nachteil bei der Methode ist: Der Patient muss sich selbst behandeln und kann nicht immer seine Problemzonen aufspüren. Außerdem ist die Methode mit einem sehr großen Aufwand verbunden.

→ ## Die Colon-Hydro-Therapie

Die Colon-Hydro-Therapie hat ihre Wurzeln in den USA und ist dort seit Jahren eine erfolgreiche Methode der Darmreinigung und -sanierung – dazu unkompliziert und sehr wirkungsvoll. Die Colon-Therapie entgiftet durch den Einsatz von Wasser und Sauerstoff. Das Verfahren ist ausgesprochen gut verträglich und ambulant von einem Therapeuten durchführbar, was zu einer raschen Verbreitung beigetragen hat.

▶ **Warum ist eine Colon-Hydro-Therapie notwenig?**

Die Mehrzahl der Menschen leidet an einer gestörten Symbiose (der Dysbiose), einer Störung der natürlichen Lebensgemeinschaft von Darmbakterien und Körper. Diese Bakterien oder Mikroorganismen sind für unseren Körper lebenswichtig. Durch Antibiotika, Schadstoffe und Zivilisationskost können diese an sich nützlichen Helfer jedoch zu Grunde gehen oder unkontrolliert zunehmen. Dadurch entstehen Folgekrankheiten wie Allergien, Magen-Darm-Störungen, Gastritiden (Magenschleimhautentzündungen) und andere Störungen. Genussgifte wie Nikotin und Alkohol beeinflussen ebenfalls die normale Funktion des Dickdarms. Abführpillen spielen auch eine gewichtige Rolle, denn durch sie wird die Darmmotorik weiter geschwächt. Bei gestörter Darmflora können sich im Darm gefährliche Pilze ansiedeln, die den Organismus auf Dauer schwächen und krank machen.

Ein Großteil der Bevölkerung hat durch das Überwiegen von krankmachenden Darmbakterien Probleme mit dem Stoffwechsel. es kann dann nicht mehr genug Sauerstoff ins Gewebe gelangen. Gift- und Abfallstoffe werden nicht mehr schnell genug abgebaut und ausgeschieden. Es kommt zur Selbstvergiftung, der sogenannten Autointoxikation. Auswirkungen wie Infektionen, Rheuma, Polyarthritis, Hauterkrankungen, Hypertonie, Allergien, Vitalitätsverlust, Depressionen, Angstzustände, Konzentrationsmangel und viele andere Beschwerden werden einem schlecht oder nicht funktionierenden Darm zugeschrieben.

▶ Wie läuft eine Colon-Hydro-Therapie ab?

Durch ein dünnes, wenige Zentimeter eingeführtes Darmrohr (Einmalartikel aus Weichplastik) wird unter hygienisch einwandfreien Bedingungen langsam und mit wechselnder Druckentwicklung körperwarmes Wasser über das Therapiegerät in den Darm ein- und ausgeleitet. So lassen sich verhärtete Ablagerungen, Steine und Fäulnisstoffe sowie Darmschlacken schonend aus den verborgensten Buchten der Darmschleimhaut spülen. Dies ist beispielsweise bei der verbreiteten Divertikelbildung des Darmes von Bedeutung. Denn

hier können oft unverdaute Materialien lange lagern und Reizungen verursachen. Die Darmtätigkeit erfährt durch das Verfahren auf natürliche Art und Weise eine Anregung. Während sich der Patient auf der Liege entspannt, kann der Therapeut mit einer sanften Bauchdeckenmassage die Problemzonen ertasten und das reinigende Wasser in alle Darmzonen lenken.

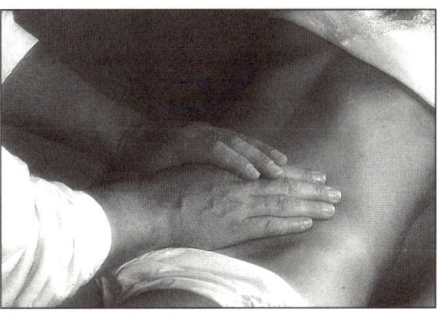

Abb.4:
Eine sanfte
Massage
unterstützt
die Therapie

▶ Sauerstoff kommt zum Einsatz

In der letzten Behandlungsphase wird reiner Sauerstoff mit einbezogen. Krankmachende Eitererreger und Pilze, die sich in den Darmtaschen angesiedelt haben, können in ihrem Wachstum gehemmt werden. Dadurch gewinnt die gesunde, helfende Darmflora an Übergewicht, und die vielleicht bereits jahrelang gehemmte Selbstreinigungsfunktion des Darms kommt wieder in Gang. Ein Abheilen von chronischen Reizzuständen wird gefördert. Oft fühlen sich die Patienten schon nach der ersten Behandlungssitzung durch die erfolgte Ausleitung der Darmschlacken ausgesprochen wohl.

▶ **Wie viele Behandlungen sind notwendig?**

Das Entgiftungskonzept der Colon-Therapie sollte eine Behandlungsserie von sechs Sitzungen innerhalb eines Zeitraums von etwa zwei Wochen umfassen. Die jeweilige Dauer der Behandlung erstreckt sich auf etwa 45 Minuten.

▶ **Erfolgskontrolle**

Nach Abschluss der Anwendungen erfolgt die Kontrolle des Behandlungsergebnisses durch eine ausführliche mikrobiologische Analyse des Stuhls und des Darmmilieus. Dazu ist lediglich eine Stuhlprobe nach Behandlungsende erforderlich. Sie wird in jedem Fall durchgeführt und vermittelt wich-

---

In welchen Fällen hilft die Colon-Therapie?

- *Chronische Darmträgheit und Verstopfung*
- *Regelmäßiger Gebrauch von Abführmitteln*
- *Divertikulose*
- *Störungen der natürlichen Keimflora nach Ernährungsfehlern, Cortison, Antibiotika oder anderen Arzneimitteln*
- *Vermehrte Gasbildung und Blähungen, eventuell mit der Folge von Herzproblemen*
- *Vergiftung durch Krankheitserreger im Darm*
- *Müdigkeit, Erschöpfung*
- *Kopfschmerzen, Depressionen*
- *Ausdünstungen, Mundgeruch, Hautunreinheiten, Quellungen*
- *Unspezifische Gelenkbeschwerden*

tige Informationen über das weitere Vorgehen. Unmittelbar nach der letzten Sitzung wird eine Symbioselenkung eingeleitet, um den gesunden Darmkeimen rasch zu einem schnellen Wachstum zu verhelfen.

→ Darmentgiftung

Bei der Darmentgiftung kommen unter anderem Abführmittel zum Einsatz. Dies ist besonders bei Vergiftungserscheinungen wichtig, um das Gift sofort aus dem Körper zu eliminieren, bevor es noch größeren Schaden anrichtet. Anwendung finden hier auch Glaubersalz, Rhizinusöl oder spezielle Medikamente, die zu einer gewissen Abstoßungsreaktion in der Darmschleimhaut führen. Diese Wirkung haben in leichterer Form auch alle Citrus-Früchte und der Apfelessig.

Werden Abführmittel über einen längeren Zeitraum unkontrolliert angewandt, können Schäden an der Darmschleimhaut entstehen. Der Darm gewöhnt sich außerdem an diese „Hilfe" und wird träge. Der hohe Verlust an Elektrolyten kann zu Mangelerscheinungen und zum „innerlichen Austrocknen" führen. Abführmittel sollten deshalb nur kontrolliert unter Aufsicht eines Arztes oder Heilpraktikers angewandt werden.

→ Darmreinigung und -sanierung durch Symbioselenkung

Die natürliche Keimflora schützt und pflegt den Darm. Sie besteht aus etwa 400 verschiedenen Bakterien und Keimen, die lebenswichtige Aufgaben erfüllen. Sie nisten an den inneren Darmschleimhäuten und bilden eine Abwehrfront gegen Fremdkeime und krankmachende Erreger. Wird diese natürliche Barriere zerstört, können sich Krankheitserreger breit machen und durch die Darmwand in den Organismus eindringen. Fehlernährung – dazu zählt besonders der Verzehr von zuviel Eiweiß, Fett und Zucker bei meist gleichzeitigem Mangel an Ballaststoffen – können das Gleichgewicht der „guten" Bakterien stören, ebenso Behandlungen mit Antibiotika, Chemotherapeutika oder Bestrahlungen. Krankmachende Bakterienstämme gewinnen die Oberhand. Das Immunsystem wird mit der ständigen Überlastung nicht mehr fertig. Der Organismus erkrankt.

Die „Darmflora" lebt von dem, was wir ihr geben. Im Gegenzug hilft sie uns, die Nahrung zu verdauen und für den Körper verwertbar zu machen. Bestimmte Vitamine werden erst durch die Mikroben für den Organismus „brauchbar" gemacht. Ohne diese Keime im Darm käme es zu einer bedrohlichen Mangelernährung, die wiederum gravierende Auswirkungen auf die Gesundheit unseres Körpers hätte. Dieses Zusammenleben zu gegenseitigem Nutzen bezeichnet man als Symbiose, wo jeder vom anderen profitiert. Ist dieses Verhältnis aber gestört, können sich schädliche Keime unkontrolliert vermehren. Die Darmflora verschiebt sich. Aus der Symbiose wird eine Dysbiose.

▶ Dysbiose und ihre Folgen

Bei gestörter Darmflora kann das Grundsystem, die „Gewebeflüssigkeit" zwischen den Zellen, verschlacken. Der Transport von lebenswichtigen Bausteinen in die Zelle und der Abtransport des Zellmülls werden dadurch behindert. Durchfälle oder Verstopfung können entstehen und es kann zu Verdauungsstörungen kommen, die Entzündungen des Darms fördern. Im Darm können sich über einen längeren Zeitraum schädliche, oft krebsfördernde Stoffe entwickeln. In vielen Fällen siedeln sich auch Pilze, so genannte Darmmykosen, an. Am häufigsten tritt Candida auf, eine Hefe, die bei längerem Befall Entzündungen verursacht.

Vom Zustand der Mikroflora des Verdauungstraktes hängt die Gesundheit des gesamten Organismus ab.

Die Folgen einer Fehlbesiedelung der Darmflora beschränken sich aber nicht nur auf das Verdauungssystem. Fremdkeime scheiden giftige Stoffwechselprodukte, sogenannte Toxine aus, die – erst einmal in den Blutkreislauf gelangt – rheumatische Erkrankungen und andere Beschwerden verursachen können. Genauso erfährt der Immunapparat Beeinträchtigungen, denn zwischen 70 und 80 Prozent des menschlichen Immunsystems sind im Darm lokalisiert. Vom Zustand der Mikroflora des Verdauungstraktes hängt die Gesundheit des gesamten Organismus ab. Bei Fehlbesiedelung des Darms häuft sich die Anfälligkeit für Infektionen. Der Körper muss alle Reserven aufbieten, um die krankmachenden Angreifer aus dem Darm in Schach zu halten. Durch die Überforderung des Immunsystems kann auch das Entstehen oder Ausbreiten von Krebs begünstigt werden. Eine gestörte Darmflora äußert sich in Blähungen (Meteorismus) und Aufstoßen (Flatulenz), Darmkrämpfen oder Koliken sowie schmierigem, übelriechendem Stuhl.

▶ Warum Symbioselenkung?

Zweck der Symbioselenkung ist also, das natürliche Gleichgewicht der Darmflora zu erhalten oder es zu regenerieren. Im Idealfall sollte unsere Darmflora rund 85 Prozent Laktobakterienstämme und maximal 15 Prozent Kolibakterien aufweisen. Dies ist besonders wichtig, damit Verdauungsvorgänge reibungslos ablaufen können und das Abwehrsystem einwandfrei funktioniert. Durch die Symbioselenkung wird das Immunsystem über die Zufuhr von nützlichen Bakterien gestärkt. Störende Keime werden dadurch weiter verdrängt. Der Mensch fühlt sich wieder leistungsfähig und gesund – Schönheit kommt bekanntlich von innen.

▶ Wie wird eine Symbioselenkung durchgeführt?

Haben sich bereits Beschwerden eingestellt, ist unbedingt ein Fachtherapeut zu konsultieren. Eine genaue Diagnose gestaltet sich in den meisten Fällen schwierig. Wichtige Aufschlüsse können hier Stuhluntersuchungen auf Keimgehalt und Zusammensetzung, eine genaue Befragung des Patienten und die richtige Deutung der Beschwerden bringen. Die Behandlung richtet sich nach der Schwere der Krankheit und basiert auf aufeinander abgestimmten Maßnahmen. Die Ernährung muss auf ballaststoffreiche Kost, die nach Möglichkeit keinen Zucker enthält, umgestellt werden. Tierische Eiweiße und Fette sollten nur in geringen Mengen aufgenommen werden. Vorhandene Darmmykosen werden gezielt mit Anti-Pilz-Mitteln bekämpft. Um die Verdauungs- und Stoffwechselorgane wieder in Schwung zu bringen, können Milchzucker (falls keine Unverträglichkeit vorliegt) und Vitamine verabreicht werden.

Die eigentliche Symbioselenkung beginnt mit der Zufuhr von nützlichen Darmkeimen, beispielsweise lebenden Milchsäurebakterien (Lactobazillus acidophilus). Sie entfalten auf schonende Weise ihre Tätigkeit im Darm und beeinflussen die Zusammensetzung und das Gleichgewicht der Darmflora positiv. Sie verhindern weitestgehend die Ansiedlung unerwünschter oder schädlicher Bakterien, da sie sich an die Darmzellen heften. Spezielle Gaben von fermentierten Weizen, Lactose, Milchbestandteilen, Honig, Papaya, Lecithin, Conjackmehl, Aloe Vera und Mate im Zusammenspiel mit Milchsäurebakterien wirken darmregulierend und Symbiose lenkend (auch zur Vorbeugung bestens geeignet). Körpereigene Abwehrkräfte werden dadurch wieder angeregt. In hartnäckigen Fällen impft man den Patienten mit einem Impfstoff (Autovakzine), der aus Darmkeimen des Patienten gewonnen wird.

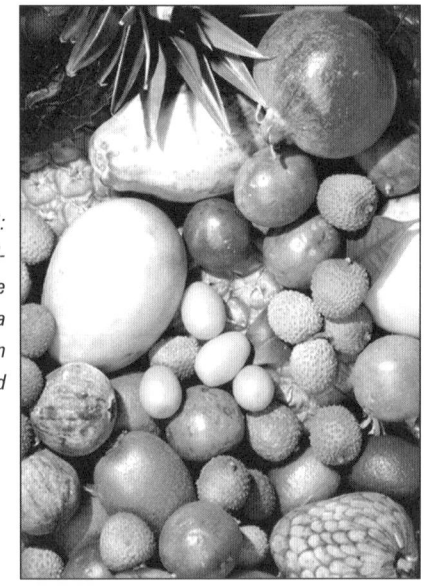

Abb.5:
Auch Südfrüchte wie
z.B. Papaya
wirken
regulierend

Die Symbioselenkung sollte in engem Kontakt mit dem behandelnden Arzt oder Heilpraktiker ablaufen. Die Behandlung erfordert etwas Geduld, da nicht in kürzester Zeit „repariert" werden kann, was über Jahre hinweg gestört war. Der Patient muss sich auf eine Behandlungsdauer von drei bis sechs Monaten einstellen, in manchen Fällen auch länger. Nach dem Abklingen der Beschwerden sollte die Vollwerternährung beibehalten werden. Parallel zur Symbioselenkung können Pflanzenfaserextrakte aus Zichorie, Hagebutte, Melisse, Hibiskus, Mate, Lindenblüten und Malve verabreicht werden. Diese Stoffe wirken in Kombination stoffwechselregulierend, blutreinigend und entschlackend, aber nicht abführend. Ein großer Teil der im Körper angesammelten Homotoxine wird so auf natürliche Weise aus dem Körper eliminiert. Als kostbare Nahrungsergänzung haben sich Blütenpollen und Gelee Royal (der Bienenkönigin-Futtersaft) mit ihrem günstigen Einfluss auf den gesamten Organismus bewährt. Enzyme aus getrockneten Früchten und Gemüse sorgen zusätzlich für einen gut funktionierenden Stoffwechsel.

▶ **Welches Darmsanierungsverfahren ist vorzuziehen?**

Pauschal läßt sich diese Frage nicht beantworten. Wissenschaftler und Therapeuten greifen bei dieser Diskussion auf ihren Erfahrungsschatz zurück. Erforderlich ist, dass der Patient mit seinem Arzt oder Heilpraktiker eine Therapie ausarbeitet, die sowohl nutzt als auch für den Kranken erträglich ist. „Hammerkuren", Nulldiäten oder abführende Maßnahmen sind weniger anzuraten, denn durch diese drastischen Methoden entstehen im Körper Mangelerscheinungen, die auf Dauer wiederum zu einer Fehlbesiedelung des Darms führen und den gesamten Organismus einschließlich der Psyche auf eine harte Belastungsprobe stellen. Schonende Darmreinigungs- und Sanierungsverfahren wie die Symbioselenkung stellen auf jeden Fall die gesündere Alternative dar. Denn dem Körper wird das zugeführt, was er am nötigsten zur Rekonvaleszenz braucht. Der Organismus erfährt von innen eine natürliche Regeneration und Stabilität für den Alltag. Wichtig ist bei dieser Methode auch, sein Ernährungsverhalten zu überdenken und gegebenenfalls zu ändern. Was hilft die beste Therapie, wenn man wieder da weitermacht, wo man aufgehört hat? In diesem Zusammenhang hat das Sprichwort „Vorbeugen ist besser als Heilen" nichts von seiner Bedeutung verloren.

Viele Therapeuten kombinieren verschiedene Darmreinigungs- und Sanierungsverfahren und haben damit sehr gute Erfahrungen gemacht: z.B. mit mechanischen Darmreinigungsverfahren wie der Colon-Hydro-Therapie, wo der Darm gründlich gesäubert wird und auch hartnäckige Kotrückstände schonend entfernt werden – verbunden mit der Symbioselenkung, die den Wiederaufbau des geschädigten Darmmilieus steuert.

→ ## Darmreinigung nach Franz Xaver Mayr

Eine besondere Form der Darmreinigung ist die Mayr-Kur, benannt nach dem österreichischen Arzt Franz Xaver Mayr (1875 - 1965), der um die Jahrhundertwende seine Diät entwickelte. Die Grundüberlegung von Mayr war, dass eine verborgene Schädigung des Darms Ursache für Störungen im ganzen Körper sein kann. Seiner Ansicht nach können falsche Essgewohnheiten – zu viel, zu schnell, zu spät und zu oft gegessen – zu einer Überforderung des Darmes und zur Darmträgheit führen. Bauchform, Haltungsform und humoraldiagnostische Zeichen sind die von Mayr entwickelten Diagnosekriterien, anhand derer die Schweregrade der Darmschädigung erkannt und mit einer individuell abgestimmten Diät behandelt werden können. Die Mayr-Kur basiert auf der Schonung des Darms und des Menschen, der Darmreinigung und der Darmbelastung.

▶ Wie wird die Mayr-Kur durchgeführt?

Der Fastende muss täglich einen Liter frische Buttermilch, Milch oder Molke trinken. Dazu gibt es ein altbackenes Brötchen oder geröstetes Weißbrot. Dabei ist es sehr wichtig, sorg-

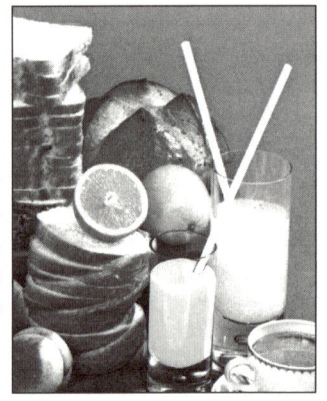

Abb. 6:
Täglich gerö-
stetes Weiß-
brot mit Milch
und Kräutertee

fältig zu kauen, bis sich die Nahrung im Mund verflüssigt. Die Milch soll löffelweise getrunken werden. Zusätzlich gibt es leicht mit Honig gesüßten Kamillen-, Fenchel- oder Kräutertee sowie eine leichte Gemüsebrühe. Zur Darmreinigung wird ein abführendes Salz (Glauber- oder Bittersalz) verabreicht. Diese Diät kann als Heilfastenkur unter ärztlicher Aufsicht zwei bis drei Wochen durchgeführt werden, für wenige Tage aber auch zu Hause. Die Mayr-Kur ist für alle Menschen mit normaler Gesundheit geeignet, sollte aber unter Aufsicht eines Therapeuten stattfinden. Ungeeignet ist diese Methode für Menschen, die krankheitsbedingt an Gewicht verlieren wie z. B. bei Krebs. Auch nach frisch durchgeführten Operationen ist von einer solchen Kur abzuraten, ebenso bei schwer psychisch Kranken oder Patienten mit Blutgerinnungsstörungen.

Die Mayr-Kur hat sich vor allem bei Verdauungsproblemen und bei Übergewicht bewährt. Sie wirkt unterstützend bei Gicht, Rheuma, psychosomatischen Störungen, Bandscheibenschäden u.v.m.

Außer Fastenkuren und Darmspülungen gibt es weitere Möglichkeiten der Darmsanierung wie die Darmreinigung nach

Robert Gray (1946 - 1990) und das Ejuva-Verfahren. Beide sind in den USA entwickelte Methoden der Darmsanierung und inzwischen auch in Deutschland sehr bekannt.

→ Darmreinigung nach Gray

Um beim üblichen Grad der Verschlackung eine gründliche Reinigung zu erreichen, sollte mindestens ein Zeitraum von drei Monaten für diese Kur eingeplant werden. Es wird gänzlich auf Fasten, Diät oder Einläufe verzichtet. Die Kur kann von jedem zu Hause selbst durchgeführt und auch wieder abgebrochen werden, ohne seinem Körper damit Schaden zuzufügen. Länger als fünf Monate sollte man die Gray-Kur aber nicht anwenden, um Gewöhnungseffekte zu vermeiden. Obwohl prinzipiell keine Umstellung der Ess- und Lebensgewohnheiten gefordert wird, ist trotzdem aber eine vollwertige und vitalstoffreiche Ernährung anzustreben.

► Wie wird die Gray-Kur durchgeführt?

Die Darmsanierung nach Gray beruht im Wesentlichen auf zwei Anwendungsbereichen, die durch flankierende Maßnahmen ergänzt werden: zum einen den Reinigungstabletten und zum anderen dem sogenannten Massebildner, die – in langsam steigender Dosis – für etwa ein Vierteljahr eingenommen werden. Bei den Reinigungstabletten handelt es sich um Kräuterpressungen, die Myrtenbaumrinde, Spitzwegerich, Irisches Moos, Maisfadenextrakt, Vogelmiere, Rosmarin und Gewürznelken enthalten. Durch sie sollen auch starke Verkrustungen und Verklebungen aufgeweicht und von der Darmwand gelöst werden.

Der Massebildner spielt ebenfalls eine wichtge Rolle. Hier kommen verschiedene pflanzliche Stoffe wie Flohsamen, Gewürznelken, Spirulina-Algen, Teile von Spitzwegerichsamen und Zwiebeln sowie Löwenzahnwurzeln in Pulverform zum Einsatz. Das Pulver wird in Wasser gelöst und getrunken. Während der Passage durch den Verdauungstrakt nimmt dieser Massebildner noch zusätzlich Flüssigkeit auf. Es ist deshalb wichtig, während der Kur viel zu trinken.

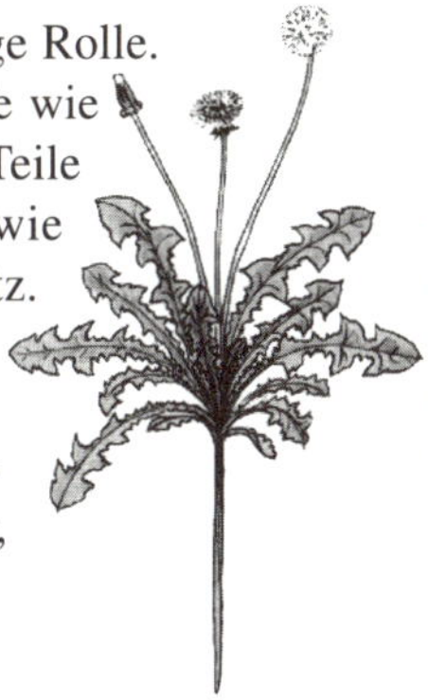

Abb. 7:
Löwenzahnwurzeln (in Pulverform als Massebildner)

Der Massebildner funktioniert ähnlich wie die Ballaststoffe: Er vergrößert das Stuhlvolumen und macht den Stuhl locker. Die Kräuter sind so kombiniert, dass ihre einzelnen Eigenschaften zu einer Wirkungssteigerung führen. Darmregulatoren beugen Verstopfung und Durchfall vor, so genannte Karminativa vermindern die Gasbildung. Lymph- und blutreinigende Mittel sorgen für den schnellen Abtransport von schädlichen Bakterien und wirken einer erhöhten Vergiftung des Blutes durch freigesetzte Gifte entgegen. Spirulina, Calcium und Zwiebeln schließlich tragen zur natürlichen Vermehrung der wichtigen Laktobakterien im Darm bei. Laut Gray soll diese Kur die Verabreichung von künstlich gezüchteten Bakterienstämmen zur Sanierung und zum Aufbau der Darmflora überflüssig machen.

Selbst nach einer vorher angewandten Colon-Hydro-Therapie oder nach Fastenkuren konnten bei der Gray-Kur noch intensive Ausscheidungsreaktionen festgestellt werden. Häufigkeit, Menge und Form des Stuhls veränderten sich, ebenso auch der Geruch, wenn gärendes Material abgeht. Ebenfalls ist Stuhldrang nach jeder Mahlzeit bei der Gray-Kur nicht ungewöhnlich und erwünscht.

► **Einschränkungen bei der Gray-Darmreinigung**

Die Methode nach Gray ist für jeden mit „normaler" Gesundheit geeignet. Bei entzündlichen Darmerkrankungen, Colitis ulcerosa, Morbus Crohn oder anderen sowie bei der Einnahme von Salicylaten, Digitalis oder Medikamenten, die den Wirkstoff Nitrofurantoin enthalten, sollte die Gray-Kur nicht angewandt werden.

→ ## Die Ejuva-Darmreinigung

Trotz mancher Gemeinsamkeiten unterscheidet sich die von dem Amerikaner Kurwitz entwickelte Ejuva-Darmreinigung von der Gray-Methode in einigen Details. So hat man bei der Auswahl der Kräuter neben der Reinigungskraft auf die ganzheitliche und harmonisierende Komponente großen Wert gelegt. Die Wirkung wird vor allem den traditionellen ayurvedischen und chinesischen Kräutern nachgesagt. Während bei der Gray-Kur ein Fasten nicht erforderlich ist, geht es hier nicht ganz ohne Einschränkungen. Zumindest vorübergehend wird gefastet und die Kost während der übrigen Zeit umgestellt. Ejuva-Kuren können in verschiedenen Kurkliniken oder auch zu Hause durchgeführt werden. Vor Beginn der Kur ist es aber ratsam, die Zusammensetzung der Darmflora mit Laktobazillen positiv zu beeinflussen.

Das Ejuva-Programm

Das Ejuva-Programm umfasst fünf Einzelkomponenten, die sich gegenseitig ergänzen sollen: Zwei unterschiedliche Kräuterpräparate namens „Power" und „Balance", ein Massebildner (Kombi-Shake) aus Flohsamenschalen- und Chiasamen in Pulverform, verflüssigte vulkanische Tonerde und ein Mikroflorapräparat sollen schrittweise die Schlacken im Darm lösen und für ihre Ausscheidung sorgen. Verwendung finden Inhaltsstoffe wie Lapachorinde, Fo Ti, Süßholzwurzel, Dashmula, Astralaguswurzel und einige andere in der „Kräuter-Balance". Zutaten wie Irisch Moos, Gelbwurz, Sambucus Nigra, Spitzwegerich, Ampfer und noch weitere finden sich in der „Kräuter-Power".

Durchführung der Ejuva-Darmreinigung

Das komplette Ejuva-Verfahren gliedert sich in vier Abschnitte, die etwa innerhalb eines Monats durchlaufen werden. Während der Vorbereitungsphase nimmt man die Ejuva-Präparate noch neben den normalen Mahlzeiten ein. Später wird Schritt für Schritt die Zahl der Mahlzeiten verringert und im Gegenzug die Einnahme der Ejuva-Mittel erhöht. Die Mahlzeiten sollten möglichst aus Rohkost bestehen, während der Kur sollte auf tierisches Eiweiß, Brot und Milchprodukte generell verzichtet werden. In der letzten Woche, der sogenannten „Turbo-Phase", werden neben den Ejuva-Produkten, die fünfmal am Tag anzuwenden sind, nur noch Obst- und Gemüsesäfte getrunken. Erst wenn man sich gut genug fühlt, sollte man in die nächste Phase eintreten. Bei Men-

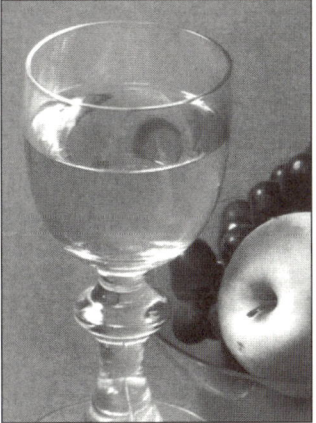

Abb.8: Obst- und Gemüsesäfte – wichtig in der „Turbo-Phase"

schen mit verlangsamtem Stoffwechsel oder älteren Personen kann die Kur in modifizierter Abwandlung auf drei bis vier Monate ausgedehnt werden und sich nur auf die ersten beiden Phasen beschränken. Es ist auch nicht immer zwingend nötig, alle vier Phasen zu absolvieren.

→ Die Schroth-Kur

Seit etwa 170 Jahren wird die Schroth'sche Heilkur mit großem Erfolg angewandt. Dieses Heilverfahren wurde von dem schlesischen Naturarzt Johann Schroth (1798 - 1856) entwickelt und ist in der ganzen Welt zu einem Heilbegriff geworden. Mit der feuchten Wärme, der Schroth'schen Diät und dem rhythmischen Wechsel von Trink- und Trockentagen konnte er große Erfolge erzielen.

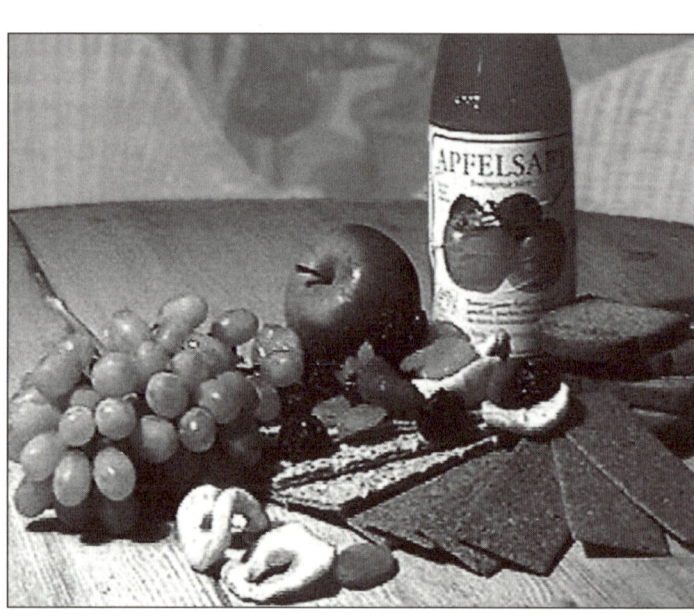

Abb.9: Zur Schroth-Kur gehören auch eingeweichte Pflaumen oder Aprikosen, Knäckebrot und Fruchtsäfte

▶ Was ist die Schroth-Kur?

Die Schroth-Kur gilt als eine der schwierigsten Fastenformen, weil sie nicht nur den gesamten Organismus entschlackt, entgiftet und entwässert. Sie bedeutet auch „Großputz" für den Körper. Durch die Generalreinigung von Organen und Geweben erlangt der Anwender sein körperliches und seelisches Wohlbefinden zurück. Darüber hinaus werden auch überflüssige Pfunde abgebaut.

Wer die strapaziöse Schroth-Kur mitmachen möchte, muss allerdings wissen, was auf ihn zukommt. Vom Kurenden wird Selbstdisziplin, Durchhaltevermögen und Vertrauen in diese bewährte Methode gefordert. Schroth-Kuren werden ausschließlich unter ärztlicher Kontrolle in Kurkliniken oder Sanatorien durchgeführt. Für jeden „Patienten" wird ein individueller Kurplan ausgearbeitet, der Krankheiten, Störungen und die allgemeine Konstitution berücksichtigt.

▶ Schroth-Packungen unterstützen

Unmittelbar vor dem Einwickeln mit feuchtkalten Leinentüchern nimmt man einen Schwitztee aus Lindenblüten zu sich. Die Wickel werden immer am Morgen angelegt, weil der Körper dann noch durchwärmt ist und das vegetative Nervensystem gedämpft arbeitet. Die Packung bewirkt zum einen, dass durch die ca. 1 - 2° C betragende Temperaturerhöhung eine Beschleunigung des Stoffwechsels erzielt wird, die wesentlich zum Entschlackungs- und Entgiftungsprozess beiträgt. Andererseits wird durch die Thyroxinausschüttung in Verbindung mit der Stoffwechselbeschleunigung eine echte Gewichtsreduktion erzielt – die Schweißabsonderung allein hingegen bringt keinen echten Gewichtsverlust.

Durch den Wickel wird ein künstliches Fieber erzeugt, das die Abwehrkräfte zu Spitzenleistungen antreibt und gefährliche Bakterien bekämpft.
Die Wärme entspannt und lockert die Muskulatur auf. Das wirkt sich positiv auf rheumatische Beschwerden aus.

Chronische Erkrankungen melden sich durch den Wärmereiz und werden akut. Sie können dann behandelt werden und schließlich abheilen.

Sehr wichtig ist auch das Ausscheiden von Giftstoffen durch die Haut. Diese Anwendung dauert jeweils etwa zwei Stunden. Man sollte sich aber danach noch ein bis zwei Stunden Ruhe gönnen, um richtig auszuschwitzen.

▶ Entgiftung durch die Schroth-Kur-Diät

Während der Kur ist nur ein Minimum an Nahrung gestattet, die fettfrei, eiweißarm (frei von tierischem Eiweiß) und salzarm ist – etwa 600 bis 750 Kalorien pro Tag. Auf dem Speiseplan stehen unter anderem eingeweichte Pflaumen oder Aprikosen, gelegentlich rohes Sauerkraut, Hafersuppe oder Grießbrei mit Pflaumenkompott, Reissuppe mit Gemüse, Zwieback, altbackene Semmeln, Knäckebrot und salzarmes Vollkorn- und Leinsamenbrot.

▶ Periodischer Wechsel von Trink- und Trockentagen

Das Trinken beziehungsweise der Verzicht auf das Trinken spielt bei der Schroth-Kur eine wichtige Rolle und nimmt sogar einen höheren Stellenwert als die Diät ein. An den „trockenen Tagen", die auch immer Ruhetage sein müssen, wird nur ein Achtelliter Flüssigkeit getrunken. Als Getränke gibt es nach ärztlicher Verordnung neben Heilwasser, Kurtees aus Baldrian, Johanniskraut und Melisse sowie Fruchtsäften auch alkohol- und kalorienarme, trockene, naturreine Weiß- und Rotweine.

Nach dem Trockentag folgt ein kleiner Trinktag, an dem nach 18 Uhr ein halber Liter getrunken werden darf. Nach einem weiteren Trockentag steht ein großer Trinktag auf dem Plan. An diesem Tag darf am Abend bis zu einem dreiviertel Liter Flüssigkeit getrunken werden.

Der ständige Wechsel von Trink- und Trockentagen funktioniert wie eine Gewebsdrainage, die bewirkt, dass durch die wechselnden Reize giftige Stoffwechselschlacken abtransportiert und ausgeschieden werden.

Die Schroth-Kur wird als Ganzheitstherapie eingesetzt und hilft bei Stoffwechselstörungen (Fettstoffwechselstörungen), Zuckerkrankheit, Vermehrung der Harnsäure im Blut, Übergewicht sowie bei chronischen Vergiftungen durch Arzneimittel, Nikotin und Schwermetalle.

Dr. Otto Buchinger (1878 - 1966) war einer der großen Ärzte und Therapeuten, die neue Wege in der Medizin gegangen sind. Heilfasten bedeutet nach Buchinger nicht nur Heilen des Körpers, sondern auch der Seele und Klarheit für den Geist. Buchingers Fasten-Therapie ist geeignet bei einer Vielzahl von Zeit- und Zivilisationskrankheiten. Dazu gehören degenerative und entzündliche Gelenkerkrankungen, chronische Krankheiten des Verdauungsapparates, Herz- und Gefäßerkrankungen, Allergien, Hauterkrankungen, Migräne, Essverhaltensstörungen, beginnende Nierenfunktionsstörungen und Diabetes mellitus Typ II. Außerdem ist sie eine wirksame Behandlungsform bei Übergewicht. Es sollte immer mit dem Arzt abgesprochen werden, ob medizinische Einwände gegen eine solche Heilfasten-Kur bestehen. Die Durchführung der Kur nimmt etwa zwei bis drei Wochen in Anspruch und sollte in einer Buchinger-Klinik durchgeführt werden.

▶ **Reinigung durch Fasten**

Die Kur wird mit einem Obsttag eingeleitet. An den folgenden Tagen gibt es morgens Kräutertees, eventuell mit etwas Honig, mittags eine speziell zubereitete Gemüsebrühe, nachmittags wieder Tee und am Abend Fruchtsaft. Während der Kur wird konsequent auf feste Nahrung und auf Fett verzichtet. Nur wenig Eiweiß ist gestattet. Die Zusammensetzung der Fastendiät ist auf eine ausreichende Versorgung mit lebenswichtigen Stoffen wie Mineralstoffe, Spurenelemente und Vitamine ausgelegt. Täglich müssen etwa drei Liter Flüssigkeit getrunken werden, um die Ausscheidung von Stoffwechselschlacken zu gewährleisten.

> *Der Einlauf zur Darmreinigung ist für viele eine äußerst unangenehme Sache. Erstreckt sich die Diät über einen längeren Zeitraum, kann sie zu Mangelerscheinungen führen.*
> *Eine stationäre Kur mit ärztlicher Überwachung ist darum sinnvoller und sicherer.*

Körperliche Aktivitäten, Bäder, Gymnastik und Massagen beeinflussen den Kurerfolg positiv. Nach der Mittagsmahlzeit ist eine zweistündige Bettruhe vorgeschrieben, verbunden mit

Methoden der Darmreinigung

den von Buchinger empfohlenen Leberpackungen. Nach Beendigung des Heilfastens werden zwei bis drei Aufbautage benötigt, die für einen schonenden Übergang auf die Ernährung im Alltag vorbereiten.

▶ **Buchinger-Fasten zu Hause**

Die Buchinger-Kur kann in modifizierter Form auch zu Hause stattfinden. Die Reduzierung der Kalorien erfolgt durch Fastenmahlzeiten, die sich absichtlich von den üblichen Mahlzeiten unterscheiden:

Morgens:	Kräutertee, gegebenfalls mit einem Esslöffel Honig
Mittags:	Heiße Gemüsebrühe
Nachmittags:	Tee mit Honig
Abends:	Fruchtsaft

Zwischendurch soll viel getrunken werden; ein Einlauf pro Tag ist Bestandteil des stationären Kurprogramms.

→ Molke-Trink-Kur

Bei dieser Kur gibt es etwa fünf Tage lang täglich über den ganzen Tag verteilt einen Liter Molke sowie drei Liter Kräutertee mit Zitrone, stilles Wasser und zu Mittag eine heiße Gemüsebrühe. Die Molke-Kur kann als reine Fastenkur ohne feste Nahrung oder auch im Rahmen der Vollwertkost durchgeführt werden. Mindestens drei Tage vor dem Kurende wird eine Aufbaukost begonnen, ein Übergang zu einer kalorienarmen Reduktionskost ist möglich.

→ Tee-Saftfasten auf basische Art

Bei der Tee-Saftfasten-Kur erhält der Kurende morgens und abends ein Glas Gemüsesaft, warmen Sauerkrautsaft, mittags eine heiße Gemüsebrühe. Während der gesamten Kur wird auf die Darmreinigung geachtet. Zu diesem Zweck verabreicht man morgens während der ersten Kurtage ein Glas Wasser mit Bitter- oder Glaubersalz. Täglich sollen etwa drei Liter Flüssigkeit in Form von Kräutertees und stillem Wasser getrunken werden. Zur besseren Entgiftung des Körpers helfen unterstützend Leberwickel oder eine heiße Heublumenpackung.

→ Frischkost-Kur

Mehrere Tage lang – maximal eine Woche – wird nur frische Rohkost verzehrt. Zum Frühstück gibt es einen Frischkornbrei, mittags und abends eine Rohkostplatte. Dazu werden Gemüsesäfte getrunken und viel Obst gegessen.

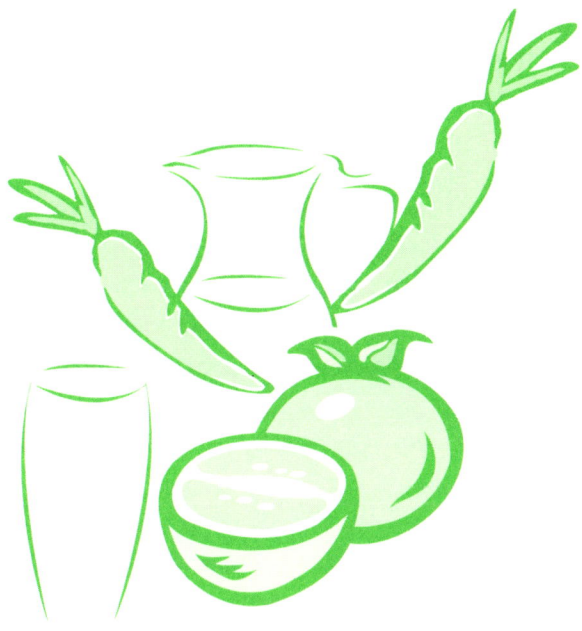

Heilkraft der Kräuter

Ein Sprichwort sagt: „Gegen jede Krankheit ist ein Kraut gewachsen". Das mag gar nicht so abwegig sein, denn Kräuter liefern uns viele wichtige und gesunde Stoffe wie Vitamine, Spurenelemente, ätherische Öle und Mineralstoffe.

Kräuter, die helfen:

Petersilie: entwässert leicht, regt den Verdauungsfluss an und verhütet Blähungen.

Estragon: fördert die Fettverdauung und hat harntreibende Wirkung.

Liebstöckel: beugt Blähungen und Völlegefühl nach dem Essen vor und erleichtert die Verdauung fetter Speisen.

Dill: löst Krämpfe und aktiviert den Verdauungssaftfluss.

Majoran: ist eine vorzügliche Verdauungshilfe und verhindert Gärungserscheinungen.

Salbei: verhütet Entzündungen in Magen und Darm.

Schnittlauch: fördert den Appetit und regt den Stoffwechsel an.

Zitronenmelisse: beruhigt den nervösen Magen und steigert den Appetit.

Basilikum: wirkt durch seine Inhaltstoffe appetitfördernd, der gesamte Verdauungsfluss wird angeregt.

Rosmarin: stärkt Herz und Konzentration.

Bohnenkraut: ist magenfreundlich, regt den Appetit an, fördert die Verdauung fetter Speisen.

Oregano, Wilder Majoran oder Dost sind hilfreich bei zu hohen LDL-Cholesterinwerten, fördern die Verdauung und beruhigen die Nerven.

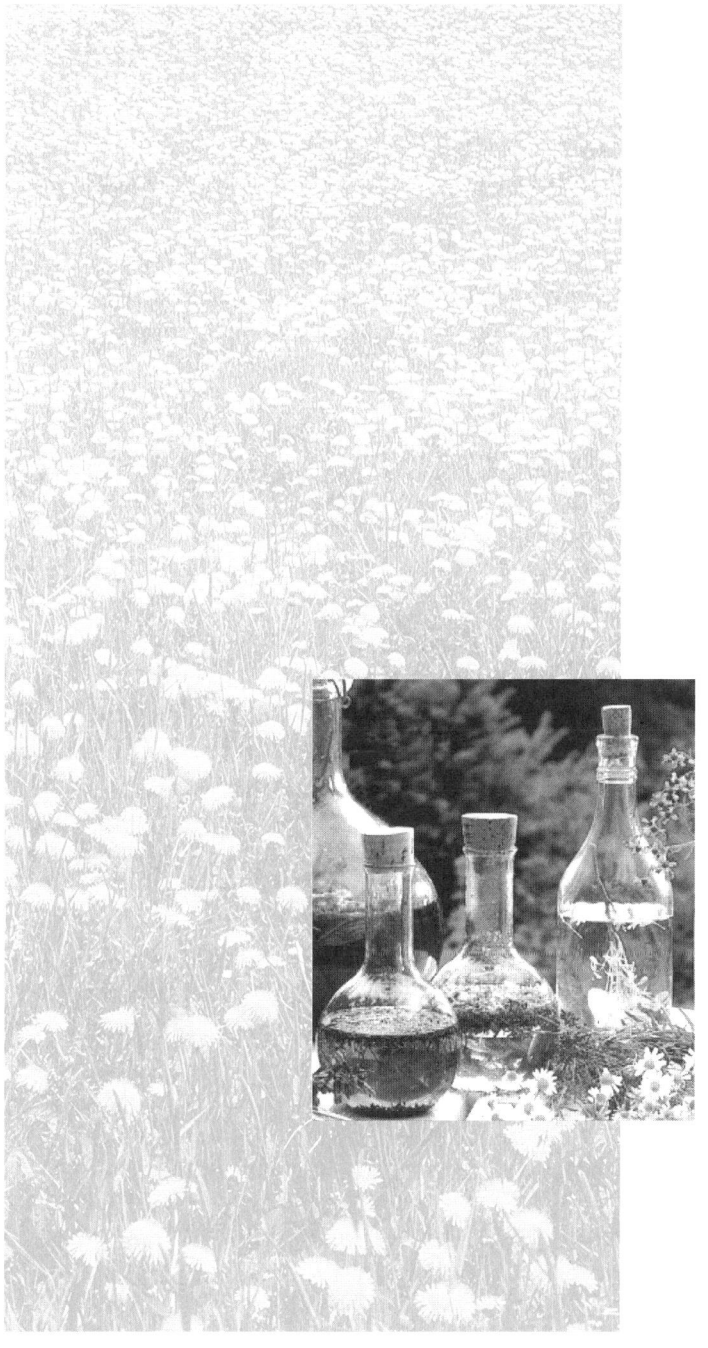

Fenchel wirkt appetitanregend, Blähungen und Krämpfe lösend, beruhigend bei nervösen Magen- und Darmbeschwerden, schleimlösend bei Erkältungen.
Zubereitung: 1 Teelöffel pro Tasse,
10 Minuten ziehen lassen.

Kamille ist krampflösend, schmerzstillend, entzündungshemmend und hilft bei Verdauungsstörungen, Haut- und Schleimhautreizungen, Schlaflosigkeit.
Zubereitung: 1 Teelöffel pro Tasse,
5 Minuten ziehen lassen.

Kümmel unterstützt die Bildung von Verdauungssäften, löst Blähungen, stärkt den Magen und lindert Krämpfe im Verdauungssystem.
Zubereitung: 1 Teelöffel pro Tasse,
10 Minuten ziehen lassen.

Lapacho entgiftet den Organismus, wirkt vorbeugend und stimulierend auf Leber, Darm und Gallenblase.
Zubereitung: 1 Teelöffel pro Tasse,
20 Minuten ziehen lassen.

Pfefferminze löst Krämpfe im Magen- und Darmbereich, hilft gegen Übelkeit, Erbrechen und Nervosität, wirkt desinfizierend bei Erkältungen.
Zubereitung: 1 Teelöffel pro Tasse,
5 Minuten ziehen lassen.

Ringelblume regt Abwehrkräfte und Wundheilung an, hilft bei Husten und Asthma sowie Magen- und Darmbeschwerden.
Zubereitung: 1 Teelöffel pro Tasse,
5 Minuten ziehen lassen.

Salbei stärkt allgemein, reguliert die Drüsenfunktion und ist gut bei Appetitlosigkeit, Katarrhen der oberen Luftwege sowie nervösem Magen.
Zubereitung: 1/2 Teelöffel pro Tasse mit Wasser
aufkochen.

Johanniskraut hilft bei depressiven Zuständen, Schlafstörungen, Menstruationsbeschwerden, Magen- und Darmbeschwerden.

Löwenzahn regt Stoffwechsel und Drüsentätigkeit an.

Mistel stärkt Herz- und Kreislauf, regt Stoffwechsel- und Drüsentätigkeit an. Hat in Form von Tee jedoch keinen Einfluss auf Tumorerkrankungen oder auf das Abwehrsystem.

Passionsblume löst innere Unruhe, nervöse Spannungen und hilft bei Schlafschwierigkeiten.

Hinweis:

Trinken Sie eine Sorte Kräutertee nicht über einen längeren Zeitraum. Nach einigen Wochen ist es besser und bekömmlicher, zu einem anderen Tee zu wechseln.

Heilkraft der Kräuter

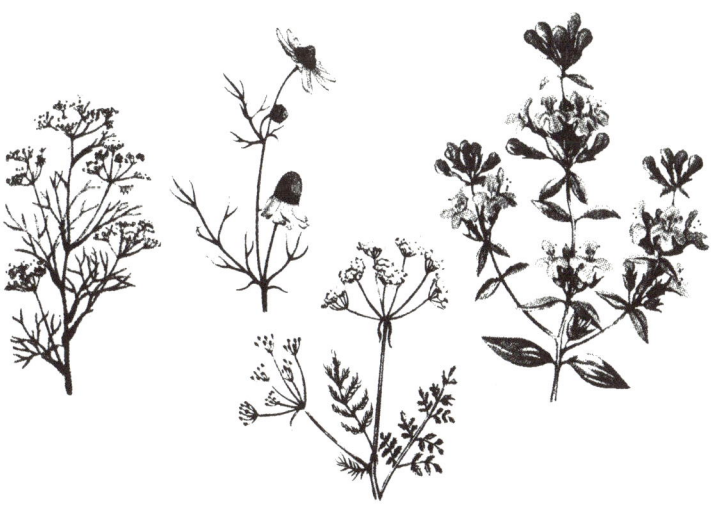

Interview

→ mit Fr. Birgit Achatz,
Ernährungsberaterin und
Dipl. Ökotrophologin,
Passau

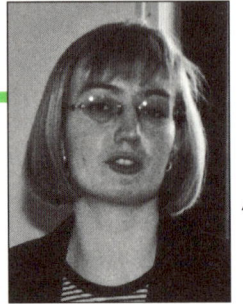

Abb.10

,,

LebensBaum: Auf was sollte man beim Kauf von Lebensmitteln achten, wenn man sich gesund ernähren will?

B. Achatz: Wichtig ist, dass sich frische und verarbeitete Lebensmittel die Waage halten. Ein Großteil der Nahrung sollte aus pflanzlichen Produkten wie frischem Gemüse, Salat und Obst bestehen. Im Gegensatz zu bereits verarbeiteten Produkten wie Reis und Nudeln, denn dies sind Trockenprodukte.

LB: Sind Naturprodukte generell vorzuziehen?

B. Achatz: Ich würde Naturprodukte bevorzugen. „Naturprodukt" bedeutet für mich, dass ich Lebensmittel der Saison kaufe. Ich achte auch darauf, bei einem Bauern oder auf dem Markt einzukaufen, wo ich sicher sein kann, dass die Produkte hochwertig, frisch und größtenteils unbehandelt sind.

LB: Was empfehlen Sie zur Vorbeugung gegen Darmerkrankungen?

B. Achatz: Eine vollwertige Mischkost. Es bedeutet, die Lebensmittelgruppen sollen sich ergänzen. Man orientiert sich hier am Ernährungskreis, wo man Lebensmittel in verschiedene Gruppen einteilt: Getreideprodukte und Kartoffeln, Gemüse und Salat, Obst, Milch und Milchprodukte, Fette und Öle, Fleisch , Fisch, Eier und Getränke. Ballaststoffe sind in Vollkornprodukten wie Vollkornbrot, Vollkornreis und natürlich auch in Gemüse, Salat und Obst enthalten. Gemüse sollte auch einmal roh und nicht gekocht verzehrt werden, weil sich dies auch wieder auf die Verdauung auswirkt. Nicht zu vergessen: Wer viele Ballaststoffe zu sich nimmt, sollte auch genügend trinken, damit diese quellen können. Im Alter nimmt allgemein das Durstgefühl ab. Deshalb ist es wichtig, bewußt viel Flüssigkeit aufzunehmen.

LB: Wie soll man sich bei akuten Darmproblemen ernähren?

B. Achatz: Sie sollten zunächst Magen und Darm schonen, indem Sie auf fettreiche oder scharf gewürzte Speisen verzichten. Vorsicht ist auch bei sehr heißen oder sehr kalten Speisen oder Getränken geboten. Alkohol und Nikotin sollte man meiden. Sie können den Darm durch Kamillen- oder Fencheltee unterstützen. Erst dann sollte man wieder beginnen, normal zu essen.

LB: ... und bei chronischen Beschwerden?

B. Achatz: Dann ist es wichtig, seine Ernährung langsam auf eine ballaststoffreiche Kost umzustellen. Von heute auf morgen auf Vollkornprodukte oder sehr viel Obst und Gemüse umzustellen vertragen die meisten Leute nicht. Anfangs kann man den Darm unterstützen, indem man Leinsamen, Flohsamen oder eventuell auch Kleie einsetzt. Möglich wären auch eingeweichte Trockenfrüchte wie Pflaumen oder Feigen, um den Darm wieder in Schwung zu bringen.

LB: Gilt das Sprichwort „Was schmeckt, ist verboten"?

B. Achatz: Sie können durchaus kleinere Sünden ausgleichen, wenn Sie am nächsten Tag zu Salat und Gemüse greifen. Nicht die Ernährung eines Tages, sondern der Zeitraum einer Woche sollte genauer betrachtet werden.

LB: Kann hinter andauernden Magen- und Darmproblemen noch mehr stecken?

B. Achatz: Durchaus kann eine Unverträglichkeit von Lebensmitteln oder sogar eine Nahrungsmittelallergie dahinter stecken. Zum Beispiel eine Unverträglichkeit von Milchzucker – dies müsste man dann auf jeden Fall mit dem Arzt abklären.

LB: Vielen Dank für dieses Gespräch.

Der Ernährungskreis

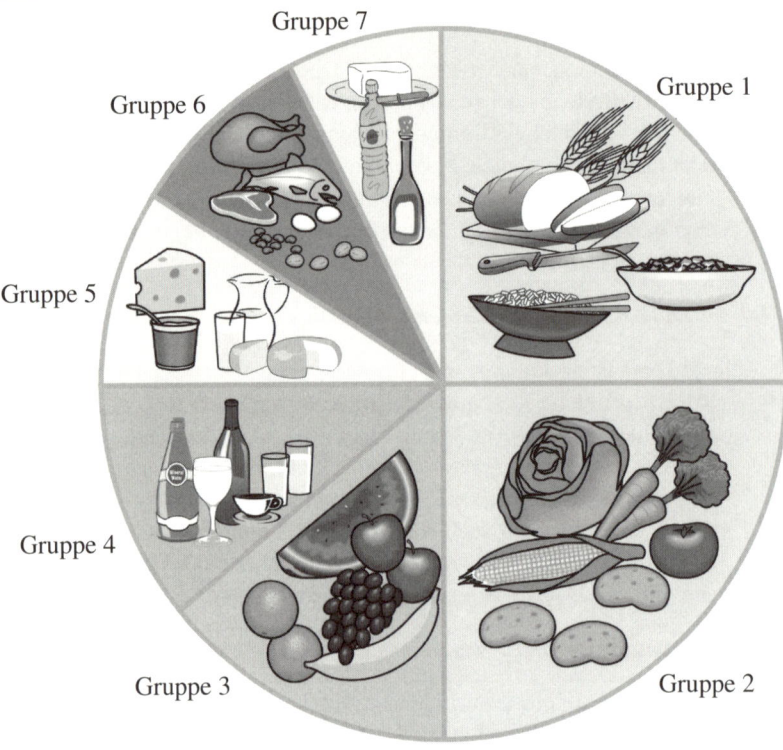

Gruppe 7 · Gruppe 6 · Gruppe 1 · Gruppe 5 · Gruppe 4 · Gruppe 3 · Gruppe 2

Abwechslungsreiches Essen ist bekömmlich und vollwertig. Je abwechslungsreicher und sorgfältiger Sie Ihren Speiseplan gestalten, desto besser lässt sich eine Mangelversorgung mit lebensnotwendigen Nährstoffen oder eine Belastung durch unerwünschte Stoffe in der Nahrung verhindern.

Wählen Sie täglich und in ausreichenden Mengen aus den Gruppen 1-5. Reduzieren Sie Lebensmittel aus den Gruppen 6 und 7. Wechseln Sie vor allem bei den Lebensmittel der Gruppe 6 konsequent ab.

Wer diese Regeln beherzigt und auf Abwechslung achtet, ernährt sich gesund und vollwertig.

Quelle: Deutsche Gesellschaft für Ernährung (DGE).

| Gruppe 1 | **Getreide, Getreideprodukte und Kartoffeln** |

Tipp: Pro Tag 5 - 7 Scheiben Brot (ca. 200 - 350g). 1 Portion Reis oder Nudeln (trocken ca. 75 - 90 g, gekocht 220 - 270 g) oder 1 Portion Kartoffeln (ca. 250 - 300 g)

| Gruppe 2 | **Gemüse und Hülsenfrüchte** |

Tipp: Pro Tag mindestens 1 Portion Gemüse (ca. 200 g) und 1 Portion Salat (ca. 75 g)

| Gruppe 3 | **Obst** |

Tipp: Pro Tag mindestens 1 - 2 Stück oder Portionen Obst (ca. 200 - 250 g)

| Gruppe 4 | **Getränke** |

Tipp: Pro Tag mindestens 1¹/₂ l Flüssigkeit (Wasser, Tee, verdünnte Obst- oder Gemüsesäfte)

| Gruppe 5 | **Milch und Milchprodukte** |

Tipp: Pro Tag 1/4 l fettarme Milch und 2 Scheiben Käse (insgesamt ca. 60 g)

| Gruppe 6 | **Fisch, Fleisch und Eier** |

Tipp: Pro Woche 1- 2 Portionen Fisch (à 150 g), höchstens 2 - 3 mal pro Woche 1 Portion Fleisch (max. 150 g) und Wurst, pro Woche nur 3 Eier

| Gruppe 7 | **Fette und Öle**
(Butter, Pflanzenmargarine oder -öle) |

Tipp: Pro Tag höchstens 40 g Streich- oder Kochfett, z. B. 2 Esslöffel Butter oder Margarine und 1 Esslöffel hochwertiges Pflanzenöl

Der Ernährungskreis

Deshalb:

- Bringen Sie Abwechslung in Ihren „Ess-Alltag".
- Sparen Sie an Fetten und Ölen.
- Halten Sie sich bei Fleisch, Wurst und Eiern etwas zurück.
- Verzehren Sie täglich Vollkornprodukte, Kartoffeln, Gemüse, Obst und Milchprodukte.
- Trinken Sie reichlich – überwiegend kalorienarme Getränke.
- Wechseln Sie zwischen Fleisch, Fisch und Eiern ab.

Ballaststoffe

Nach Auffassung von Ernährungswissenschaftlern und Ärzten sind die Ursachen für die Zunahme von Zivilisationskrankheiten wie Hämorrhoiden, Divertikulose, Darmträgheit, Verstopfung, Dickdarmkrebs, Diabetes mellitus, aber auch Übergewicht und die damit einhergehenden Herz- und Kreislauferkrankungen mit dem stark rückläufigen Verzehr pflanzlicher Faserstoffe in Verbindung zu bringen.

→ Was sind Ballaststoffe?

Ballaststoffe wurden lange Zeit als unnötiger „Ballast" in der Nahrung angesehen. Heute weiß man jedoch über die wichtige Bedeutung dieser Nahrungsbestandteile besser Bescheid. Denn Ballaststoffe nehmen verschiedene Aufgaben in unserem Körper wahr: Sie fördern den Speichelfluss und regen zum Kauen an. Das Quellen der pflanzlichen Faserstoffe führt zu einer Volumenvergrößerung des Darminhalts. Ein besseres Sättigungsgefühl tritt ein. Ballaststoffe unterstützen den Darm bei seiner schweren Arbeit und beugen zudem noch Verstopfung und Darmleiden vor. Der Sammelbegriff „Ballaststoffe" setzt sich aus einer Anzahl pflanzlicher Stoffe zusammen. Hier unterscheidet man zum einen *wasserlösliche Ballaststoffe* wie Pektin, Guar, Agar-Agar und Carrageene, die vorwiegend in Obst, Gemüse und Hafer vorkommen. Andererseits spricht man von *wasserunlöslichen Ballaststoffen* wie Zellulose, Hemizellulose und Lignin, die vor allem im Getreide und in Vollkornprodukten zu finden sind. Bestimmte pflanzliche Nahrungsbestandteile können vom menschlichen Organismus nicht verdaut werden.

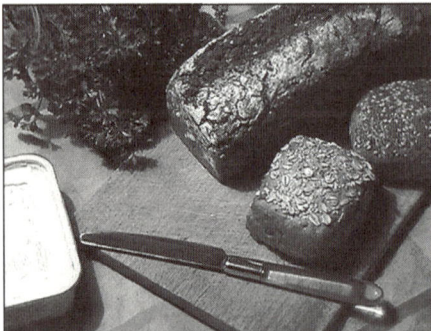

Abb.11:
Ballaststoffe
in Vollkorn-
produkten

→ Wo kommen Ballaststoffe vor?

Getreide und Getreideprodukte sind unsere wichtigsten Ballaststoff-Lieferanten – die Kleie nicht zu vergessen. Einen niedrigeren Gehalt an Ballaststoffen im Vergleich zu Getreideerzeugnissen haben Obst und Gemüse wegen ihres hohen Wassergehalts aufzuweisen. Eine Ausnahme bilden Hülsenfrüchte, Nüsse und getrocknete Früchte.

Tipp: Sie erreichen eine normale Darmfunktion, wenn Sie mindestens 30 Gramm Ballaststoffe pro Tag zu sich nehmen. Liegt eine Verstopfung vor, sollten Sie 40 Gramm oder mehr verzehren. Eine Hälfte der Ballaststoffmenge sollte aus Getreideerzeugnissen, die andere aus Gemüse und Obst zusammengesetzt sein.

Viele Ballaststoffe	Wenige Ballaststoffe
Vollkorn-, Leinsamen-, Grahambrot	Toastbrot, Weißbrot, Brötchen
Kohlsalat, Erbsen, Linsen, Bohnen, Rosenkohl, Brokkoli, Keimlinge, Sprossen, Zuckermais	Kopfsalat, Gurken, Tomaten
Vollkorngetreide (z. B. Hirse), Vollkornteigwaren, Naturreis	Polierter Reis, Teigwaren
Frisches Obst, Müsli, Früchtedessert, Backobst	Cremespeisen, Pudding
Kuchen aus Vollkorngetreide, Vollkornkekse, Früchtebrot, Vollkornzwieback	Torten, Biskuit, Baiser, Kekse, Waffeln, Kuchen

Ein Beispiel:

30 Gramm Ballaststoffe sind enthalten in:

3 Scheiben Vollkornbrot/150 g
2 Scheiben Knäckebrot/20 g
2 - 3 Kartoffeln/250 g
2 großen Möhren/200 g
1 großen Apfelsine/200 g

Ballaststoffe

→ Umstellung auf ballaststoffreiche Ernährung

Eine zu schnelle Umstellung auf ballaststoffreiche Nahrung kann zu Blähungen, Bauchschmerzen, Druck- und Völlegefühl führen. Sie sollte deshalb über mehrere Tage erfolgen. Starten Sie zum Frühstück mit einem Müsli oder einem Frischkornbrei und steigern Sie die Gemüse-, Salat- und Kartoffelbeilage langsam an den nachfolgenden Tagen. Reduzieren Sie im Gegenzug Ihre Fleisch- und Wurstportionen und schränken Sie den Verzehr von Süßem, Torten und Gebäck ein.

→ Ballaststoffe als natürliches Abführmittel

Bei Darmträgheit und Verstopfung sind Ballaststoffe aus pflanzlichen Lebensmitteln oder in konzentrierter Form als Kleie und Leinsamen eine gesunde Alternative zu Abführmitteln. Bei ausreichender Flüssigkeitsaufnahme quellen die pflanzlichen Faserstoffe auf und vergrößern das Volumen des Darminhalts. Dadurch wird die Muskelbewegung des Darms (Peristaltik) angeregt und eine beschleunigte Darmpassage bewirkt.

→ Blutzucker- und Cholesterinspiegel

Ballaststoffe sorgen dafür, dass der Blutzuckerspiegel nicht plötzlich, sondern langsam und gleichmäßig ansteigt. Dies ist eine wichtige Voraussetzung für körperliche und geistige Leistungsfähigkeit. Insbesondere die löslichen Bestandteile der Haferkleie und der Ballaststoff Pektin können freie Gallensäure binden und mit dem Stuhl ausscheiden. Dies wirkt sich günstig auf den Cholesterinspiegel aus. Normalerweise wird Gallensäure im Darm resorbiert und zur Leber zurücktransportiert. Wird aber dieser Kreislauf im positiven Sinne „gestört", so muss die Leber neue Gallensäure aus dem Cholesterin bilden, das dem Blut entzogen wird. Durch diesen Effekt kann ein zu hoher Cholesterinspiegel gesenkt werden.

Besondere Diäten

Was ist von speziellen Diäten zu halten?

Vor allem in der Werbung werden Diäten hochgelobt, mit deren Hilfe man unglaublich schnell abnehmen soll und angeblich auch Krankheiten geheilt werden können. „Bei der Beurteilung dieser Diäten muss die Vollwertkost, die ein Optimum an Versorgung mit Nährstoffen bringen soll, als Maßstab genommen werden", so die Gesellschaft für Biologische Krebsabwehr e.V. (GfBK) in Heidelberg.

Laut GfBK können folgende Ernährungsweisen und Diäten ohne Bedenken durchgeführt werden:

Vegetarische Ernährung: Der Verzicht auf tierisches Eiweiß (Fleisch) hat normalerweise keine Nachteile. Es sollten jedoch auch Eier und Milchprodukte gegessen werden, da sonst Mangelerscheinungen auftreten können. Vegetarische Ernährung entspricht in ihren moderaten Formen weitgehend der Vollwertkost.

Hay'sche Trennkost: Sie basiert auf der Vollwertkost. Eiweißhaltige Lebensmittel wie Fleisch und Milchprodukte sollen nicht zusammen mit Kohlenhydraten aus Gemüse und Getreide verzehrt werden. Vorwiegend kohlehydrathaltige Lebensmittel (z.B. Vollkorngetreide oder Kartoffeln) und vorwiegend eiweißhaltige Lebensmittel (z. B. Fleisch, Wild oder Fisch) können jeweils mit „Neutralen Lebensmitteln" (z. B. pflanzliche oder tierische Öle und Fette oder Butter) gemischt werden – aber nicht miteinander.

Anthroposophische Diät: Sie ist eine reine Vollwertkost. Für das Verbot von Tomaten und Kartoffeln gibt es keine wissenschaftlichen Begründungen.

Schnitzer-Diät: Hauptbestandteile sind Speisen aus Getreide, das vor dem Verzehr selbst gemahlen werden soll. Sonst entspricht diese Diätform weitgehend der Vollwertkost.

Moermann-Diät: Acht Stoffe sollen in der Ernährung vor Krebs schützen: Hefe, Weizen, Schwefel, Jod, Zitronensäure und die Vitamine A, C und E. Sonst ist sie eine reine Vollwertkost.

Von der GfBK als bedenklich eingestufte Diäten:

Makrobiotische Kost: Diese Diät kommt aus Japan und basiert auf Getreideprodukten. In der ersten Stufe entspricht sie mit 40% Getreideprodukten, 30% Gemüse, 20% tierischem Eiweiß und 10% Suppe noch einer vollwertigen Kost. In der höchsten Stufe 7 aber sollen nur noch Getreideprodukte gegessen werden.

Öl-Eiweiß-Diät nach Budwig: Die richtige Kombination von Nahrungsfetten soll vorbeugen und heilen. Ein Gemisch aus Leinsaat und Nüssen wird mit Quark zu einem Müsli verarbeitet. Zusätzlich werden viel Sauerkrautsaft und frisch gepresste Gemüse- und Obstsäfte empfohlen.

Breuss-Fastenkur: Bei dieser Kur soll der Krebs „ausgehungert" werden. Nach der Theorie des österreichischen Heilpraktikers Breuss „lebt der Krebs nur von festen Speisen, die der Mensch zu sich nimmt". 42 Tage lang sollen nur Gemüsesaft aus roten Rüben, Sellerie, Rettich und Kartoffeln sowie Tee getrunken werden. Für die Wirksamkeit dieser Fastenkur fehlt es aber an Beweisen.

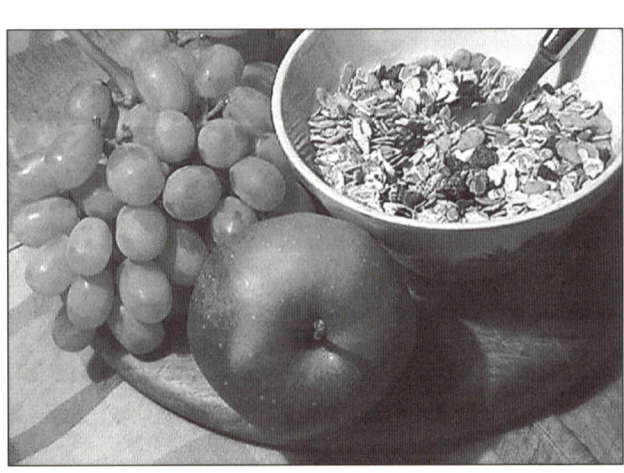

Abb.12: Müsli – ein gesunder Start in den Tag

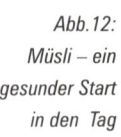

Tipps für den „Ess-Alltag"

▶ **Frühstück**

- Müsli mit gekeimten Körnern, Quark und Früchten
- Porridge mit Backpflaumen
- Frischkäse mit Gurken und Radieschen, Vollkornbrot, Butter oder Margarine
- Mit Kräutern angerührter Quark, 1 Ei, Vollkornbrötchen
- Verschiedene Käsesorten, etwas Honig, Vollkornbrot

▶ **Zwischenmahlzeiten**

- Sauermilch oder Joghurt, Obst
- Vollkornbrot mit vegetabiler Pastete, 1 Glas Molke
- Gemüsesaft, Vollkornknäckebrot
- Apfelscheiben mit Zimtquark
- Salat aus vergorenem Gemüse
- Vollkornzwieback mit Nussmus
- Tofuwürfel auf Vollkorntoast

▶ **Hauptmahlzeiten**

- Hirse-Gemüseauflauf, Tomatenpüree, Quark-Obst-Dessert
- Backkartoffeln mit Kräuterquark, frisches Obst
- Vollkornspaghetti mit Pilzen, Sauermilch mit Beeren
- Eintopf aus Graupen und Gemüse, Fruchtgelee
- Mit Tofu gefüllter Kohlrabi auf Kräutersoße, Risotto, Obstquark

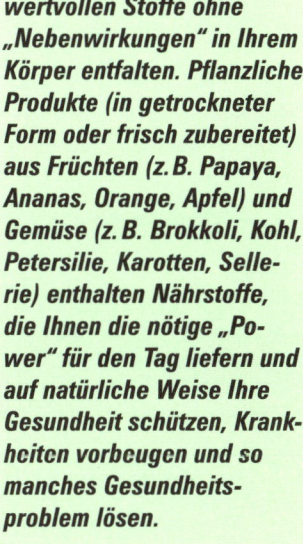

Bereichern Sie Ihren Speiseplan mit natürlichen Nährstoffen, die frei von Chemie sind. Denn nur so ist gewährleistet, dass sich die wertvollen Stoffe ohne „Nebenwirkungen" in Ihrem Körper entfalten. Pflanzliche Produkte (in getrockneter Form oder frisch zubereitet) aus Früchten (z.B. Papaya, Ananas, Orange, Apfel) und Gemüse (z.B. Brokkoli, Kohl, Petersilie, Karotten, Sellerie) enthalten Nährstoffe, die Ihnen die nötige „Power" für den Tag liefern und auf natürliche Weise Ihre Gesundheit schützen, Krankheiten vorbeugen und so manches Gesundheitsproblem lösen.

„Ess-Alltag"

Tipp:

Vor den Hauptmahlzeiten sollte immer etwas Frischkost (Salat) gegessen werden.

Zum guten Schluss

→ **Alphabetisches Fachwortregister**

Colitis ulcerosa: Chronische Entzündung des Dickdarms (Kolitis), die zu geschwürigen Schleimhautdefekten (Ulcus = Geschwür) führt.

Diabetes mellitus: Stoffwechselstörung, die hauptsächlich den Kohlenhydratstoffwechsel, aber auch den Fett- und Eiweiß-Stoffwechsel betrifft.

Enzyme: Proteine, die als Biokatalysatoren wirken und unsere Stoffwechselvorgänge regeln. In unbehandelten Früchten und Gemüsen (bei richtiger Kombination) sind diese wichtigen Enzyme und alle Nährstoffe vorhanden.

Morbus Crohn: unspezifische Entzündung, die alle Abschnitte des Verdauungstraktes von der Speiseröhre bis zum After befallen kann.

Pektine: Unverdauliche Bestandteile von Kernen, Gehäusen und Schalen verschiedener Obstsorten

Thyroxin: Ein Hormon, das Stoffwechselabläufe regelt.

Abbildungen:

→ Weiterführende Literatur

- *Bachmann, Robert Michael:* Gesunder Darm, Gesunder Mensch.TRIAS, 05/96

- *Clees, Ernstwalter:* Gesunder Darm, gesundes Leben. HEYNE WILHELM, 07/98

- *Collier, Renate:* Wie neugeboren durch Darmreinigung. GRAEFE U. UNZER, 04/95

- *Elies, Michael:* Tutorial Aus- und ableitende Verfahren. HIPPOKRATES-VERLAG, 03/98

- *Eschmann, Nicole:* Sanfte Darmreinigung zu Hause. WALDTHAUSEN, 09/97

- *Malanowski, Anja:* Das Immunsystem stärken durch Darmreinigung. FALKEN-VERLAG, 04/98

- *Gray, Robert:* Das Darm – Heilungsbuch. DROEMER KNAUR VERLAG, 01/98

- *Kovacs, Heike:* Die natürliche Darmsanierung. SUEDWEST/VLGSHS., 09/97

- *Lange, Elisabeth:* Krank ohne Grund? Ursache Darm. SUEDWEST/VLGSHS., 09/98

- *Pfendtner, Ingrid:* Wieder jung und vital durch Darmreinigung. MIDENA VERLAG /WELTBILD, 07/98

- *Pitzke, Christine:* Magen und Darm natürlich behandeln mit Heilkräutern. LUDWIG VERLAG W., 01/97

- *Rauch, Erich:* Die Darmreinigung nach Dr. med. F. X. Mayr. HAUG KARL, 08/98

- *Schultz-Wittner, Thomas:* Das Buch der ganzheitlichen Darmsanierung. WALDTHAUSEN, 09/97

- *Spiller, Wolfgang:* Dein Darm. Wurzel der Lebenskraft. WALDTHAUSEN, 07/93

- *Ullrich, Manfred A.:* Colon-Hydro-Therapie. JOPP WERNER

Zum guten Schluss

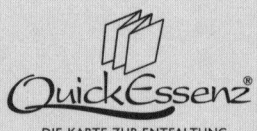

QuickEssenz®

DIE KARTE ZUR ENTFALTUNG

Die praktischen und handlungsanleitenden Faltkarten – immer dabei! Auf 6,5 x 10 cm und 10 Seiten die schnelle Essenz zu einem Thema.

2,50 DM/sFr | 20 öS

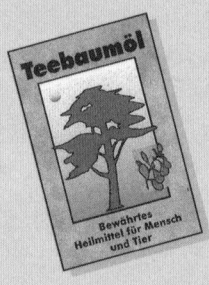

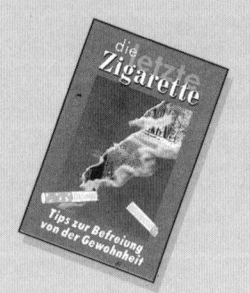

Aroma-Schlüssel

Astro Card

Autogenes Training

Ayurveda

Bach-Blüten

Die Chakras

Edelstein-Schlüssel

Enneagramm

Erste Hilfe

Feng Shui

FitnessCard

Handlese-Karte

Meditation

Mondphasen

Numerologie

Nie mehr Rückenschmerzen

Reiki

Schlüssel zur Gesundheit

Trennkost

Urin-Anwendung

Yoga

Zahngesundheit

u.a.

Weitere Themen in dieser Buchreihe:

Gesundheit aus dem Bienenstock
ISBN 3-928430-07-6

Schwarzkümmel
ISBN 3-928430-10-6

Lapacho
ISBN 3-928430-13-0

Lachsöl
ISBN 3-928430-12-2

„Vielen Dank, Herr Doktor ..."
ISBN 3-928430-11-4

Rotwein
ISBN 3-928430-14-9

Kalzium und Kieselerde
ISBN 3-928430-19-X

A C E Vitamine
ISBN 3-928430-21-1

Amaranth und Niazin
ISBN 3-928430-22-X

Im Spiegel der Presse

„Nicht die Menge, sondern die Art der Pilze im Darm ist das Kriterium dafür, ob bei Beschwerden eine Darmsanierung gegen Pilzbesiedelung erfolgen sollte oder nicht. Denn derzeit gibt es keinen Grenzwert für die Zahl von Sprosspilzen, ab der eine Darmbesiedelung mit Hefepilzen als pathogen gilt. (...) Bei einer Darmsanierung sei darauf zu achten, dass der gesamte „Verdauungsschlauch vom Mund bis zum After" saniert werde."

→ *Ärzte Zeitung, 24.9.1997*

„Probiotika, wie sie in Joghurt und anderen fermentierten Milchprodukten vorkommen, wird ein günstiger Einfluss auf die Darmflora nachgesagt. Sie können schädliche Mikroorganismen unterdrücken, das lokale Immunsystem stimulieren und antibakterielle Substanzen produzieren und sollen so Darmerkrankungen verhindern."

→ *Ärzte Zeitung, 27.7.1998*

„Eine spezielle Art Ernährungstherapie stellen die verschiedenen Fasten-Therapien (Heilfasten) dar. Dieses jahrtausendealte Heilverfahren wird von seinen Befürwortern wegen seiner körperlichen, entgiftenden – bei weniger als 500 kcal/Tag schaltet der Körper biochemisch auf Fasten um – und mentalen/spirituellen Wirkungen angewendet."

→ *Patienteninformation, Berlin 1996*